Prof. Dr. Ulrike Bingel, Prof. Dr. Sven Benson

DEIN KÖRPER GLAUBT DIR ALLES

PROF. DR. ULRIKE BINGEL
PROF. DR. SVEN BENSON

Dein Körper glaubt dir alles

Wie der Placebo-Effekt die Gesundheit stärkt

herbig

Bildnachweis
Mit 2 Fotos von U. Bingel: 59; A. Zelck: 58.
Mit 21 Zeichnungen von Doppelpunkt (1): 70 u.; R. Klinger, T. Fadai (1): 40; SFB/TRR 289 (2): /adaptiert nach Elsenbruch et al.: 153; /adaptiert nach Enck et al.: 17; Shutterstock (17): /AAVAA; 33 (Zeitung); /APrint: 128; /Bagel Studio /33 (Video); /bbg fotografia: 71; /Chief Design: 33 (Sprechblase); /gentle studio: 33 (Gehirn); GM Vector: 103; /inspiring.team: 60; /ivector: 33 (Auge); /JFontan: 66; /Julee Ashmead: 64; /kinder my: 3 Symbole in Kästen; /ShahinurSobuj: 33 (Ärztin); /stoker: 33 (Info); /StudioMolekuul: 70 o.

Impressum
Umschlaggestaltung von Gramisci Editorial Design, München/Sandra Gramisci, unter Verwendung einer Zeichnung von iStock/pilli.
Alle Angaben in diesem Buch erfolgen nach bestem Wissen und Gewissen. Sorgfalt bei der Umsetzung ist indes dennoch geboten. Der Verlag und die Autoren übernehmen keinerlei Haftung für Personen-, Sach- oder Vermögensschäden, die aus der Anwendung der vorgestellten Materialien, Methoden oder Informationen entstehen könnten.
Alle Angaben, Empfehlungen und Informationen sind ohne jegliche Verpflichtung oder Garantie der Autoren. Für die Angaben zu den aufgeführten Produkten kann weder seitens der Autoren noch seitens des Verlages eine Gewähr übernommen werden. Bitte fragen Sie in jedem Fall Ihre Therapeutin oder Ihren Therapeuten um Rat, setzen Sie verordnete Medikamente nicht eigenmächtig ab und lassen Sie die Anwendung der hier genannten Präparate auf Ihren speziellen Bedarfsfall von der betreuenden Therapeutin oder dem betreuenden Therapeuten prüfen.
Sollte diese Publikation Links auf Webseiten Dritter enthalten, so übernimmt der Verlag für deren Inhalte keine Haftung, da wir uns diese nicht zu eigen machen, sondern lediglich auf deren Stand zum Zeitpunkt der Erstveröffentlichung verweisen.
Unser gesamtes Programm finden Sie unter **kosmos.de/herbig**

Gedruckt auf chlorfrei gebleichtem Papier

ISBN 978-3-96859-098-1
Projektleitung: Nicole Janke
Konzept/Mitarbeit; Gaby Miketta
Redaktion und Lektorat: Carolin Küßner
Gestaltungskonzept: VerlagsService Dietmar Schmitz GmbH, Heimstetten
Gestaltung und Satz: DOPPELPUNKT, Stuttgart
Produktion: Vanessa Frömmig
Druck und Bindung: Friedrich Pustet GmbH & Co. KG, Regensburg
Printed in Germany/Imprimé en Allemagne

FSC
www.fsc.org
MIX
Papier | Fördert gute Waldnutzung
FSC® C014889

Inhalt

Im Interesse der besseren Lesbarkeit wird nicht ausdrücklich in geschlechtsspezifischen Personenbezeichnungen differenziert. Die jeweils im Text gewählte weibliche oder männliche Form schließt jede andere Form gleichberechtigt ein.

Vorwort

Sie kennen sicher bereits viele Möglichkeiten, sich gesund zu halten oder schneller wieder gesund zu werden: mehr Bewegung zum Beispiel, richtige Ernährung, weniger Stress und eine gute medizinische Versorgung. All das ist richtig. Aber ein wichtiger Faktor fehlt: Ihre eigene Erwartungshaltung als Patient oder Patientin. Sind Sie positiv eingestellt und glauben selbst an den Erfolg eines gesundheitsbewussten Lebensstils und notwendiger medizinischer Maßnahmen? Oder sind Sie eher negativ eingestellt, vielleicht skeptisch oder gar ängstlich, und glauben eher nicht, dass Ihnen eine Behandlung hilft?

Wissenschaftler weltweit haben belegt: Unsere eigene Erwartung in Bezug auf Behandlungen ist ein machtvoller Einflussfaktor für die Gesundheit. Möglicherweise hat Sie der Titel des Buches „Dein Körper glaubt Dir alles" angesprochen, vielleicht haben Sie auch gestutzt. Beides würde uns freuen. Streng genommen kann unser Körper natürlich nicht „glauben", schon gar nicht „alles". Vielmehr versteht unser Körper die neuronalen und biochemischen Signale, in die das Gehirn unsere Erwartungen – positive ebenso wie negative – übersetzt.

Erwartungen an Behandlungen entstehen durch Gespräche, Informationen aus Beipackzetteln, aus unseren Vorerfahrungen und aus Beobachtungen. Die resultierenden Erwartungseffekte wiederum wirken auf nahezu alle Systeme in unserem Körper und können so den Erfolg einer Behandlung beeinflussen.

Unser Körper reagiert, weil er auch unsere Gefühle und Gedanken registriert. Leib und Seele sind eng miteinander verknüpft und tauschen rege Informationen aus. Ein Beispiel: Unsere behandelnde Ärztin erklärt uns, warum wir einen Cholesterinsenker einnehmen sollten. Zu Hause lesen wir dann im Beipackzettel, dass das Mittel als Nebenwirkung Muskelschmerzen hervorrufen kann. Das bereitet uns möglicherweise Sorgen, wir beginnen in uns hineinzuhorchen, ob da nicht ein Ziehen zu spüren ist – und schon ist er da, der Schmerz. Andersherum kann Hoffnung den Erfolg einer Behandlung befeuern, etwa wenn wir im Internet von einer neuen, besonders wirkungsvollen Maßnahme lesen oder wenn unsere Ärztin, der wir vertrauen, uns gute Therapieaussichten verspricht.

Doch nicht nur der Körper versteht unsere Erwartungen und vertraut ihnen. Genauso hört unser Gehirn darauf, was gerade in unserem Körper los ist.

Dieses permanente – und zumeist unbewusste – Wechselspiel von Beobachten, Fühlen, Erinnern, Bewerten und neu in sich Hineinhorchen ist ein normaler Prozess. Auf diese Weise lernen wir, was gut und was nicht so gut für uns ist.

So komplex dieses Zusammenspiel auch ist, eines wissen wir: Wenn unsere Erwartung positiv ist, ist das in aller Regel gut so. Positive Erwartungen können Symptome lindern und den Erfolg von Therapien unterstützen. Ist unsere Erwartung hingegen eher negativ und von Sorgen geprägt, dann können negative Erwartungseffekte Symptome verstärken oder die Wirksamkeit einer Behandlung mindern – und das kommt leider nicht selten vor.

Wissensvermittlung und Tipps für die Praxis

Dieses Wissen und konkrete, praxisrelevante Tipps sind für all diejenigen wichtig, die aktuell behandelt werden, für Patienten mit chronischen Erkrankungen und für alle, die vielleicht in Zukunft eine Therapie benötigen – also letztlich für uns alle! Genauso wichtig ist es, das Thema Erwartung und die Bedeutung einer guten Kommunikation für alle im Gesundheitswesen Tätigen ins Bewusstsein zu rücken: Jeder Mensch, der in der Klinik oder Praxis, in Pflege und Physiotherapie, als Diätassistent, Ärztin, Psychotherapeut, Apothekerin oder Rettungsdienstmitarbeiter tätig ist, kann das Wissen um Erwartungseffekte sinnvoll einsetzen.

Wir möchten Sie ermutigen, aktiv mitzuwirken und die positiven Erwartungseffekte zu nutzen und die negativen Nocebo-Effekte zu reduzieren.

Unsere wichtigste Botschaft
Der positive Placebo-Effekt – und der negative Nocebo-Effekt – ist Teil jeder Handlung im Medizinbereich. Informationen sensibel zu vermitteln, eine gute Kommunikation sowie ein vertrauensvolles Verhältnis zwischen Arzt und Patient sind deshalb so wichtig.

Wie lese ich einen Beipackzettel richtig? Wie bereite ich mich gut auf ein Arztgespräch vor? Diese Fragen und viele mehr wollen wir in diesem Buch beantworten. Wir erläutern den Einfluss der Erwartung bei verschiedenen Erkrankungen wie chronischen Schmerzen, Depression, Schuppenflechte, Reizdarmsyndrom, chronisches Fatigue-Syndrom, aber auch bei Herzoperationen.

Wir möchten in diesem Buch aufzeigen, dass Placebo- und Nocebo-Effekte kein „Hokuspokus", „Wunder" oder bloß Einbildung sind, sondern wissenschaftlich gut belegte körperliche Reaktionen auf positive und negative Erwartungen, die auf einer molekularen und neurophysiologischen Ebene nachweisbar sind. Wir arbeiten in der Forschung intensiv daran, diese Vorgänge in Gehirn und Körper aufzuklären.

Wir möchten Sie für diese spannenden Vorgänge sensibilisieren, Ihnen Einblicke in die Forschung zu Erwartungseffekten bieten und Ihnen Vorschläge an die Hand geben, wie Sie diese für die eigene Gesundheit nutzen können. Die Zusammenhänge von Erwartung und Gesundheit bieten ein weiteres – evidenzbasiertes – Argument dafür, die Arzt-Patienten-Kommunikation auf allen Ebenen zu fördern: in der täglichen Praxis, in der medizinischen Ausbildung und nicht zuletzt im Vergütungssystem, wo sie endlich angemessen verankert werden sollte. Unser aller Ziel ist, die Bedingungen für eine „sprechende" und erwartungssensible Medizin zu verbessern.

Mai 2025
Ulrike Bingel und Sven Benson

Wie unsere Erwartungen die Gesundheit und Genesung beeinflussen

„Das Leben ist weitgehend eine Frage der Erwartung.“

HOMER

Das Knie ist mit sterilen Tüchern abgedeckt. Das OP-Team steht für den Eingriff bereit, das Endoskop und weitere Instrumente für die Arthroskopie warten auf den Einsatz. Das Gelenk soll mit Kochsalzlösung gespült, kleine frei herumschwimmende Knorpelstückchen entfernt, der Knorpel vielleicht etwas geglättet und somit die Entzündung beruhigt werden. Der Patient liegt auf dem OP-Tisch und hofft, dass die Schmerzen im Knie nach dem Eingriff bald der Vergangenheit angehören. Damit der behandelnde Arzt die kleine Kamera ins Gelenkinnere einführen kann, setzt er zu Beginn einen Hautschnitt mit dem Skalpell. Die gesamte Prozedur dauert nur rund eine halbe Stunde. Modernste Medizin auf Top-Niveau.

Nur: Der Chirurg Bruce Moseley aus Houston/Texas hatte das schmerzende Knie gar nicht operiert. Die Instrumente waren nie ins Innere des Knies gelangt, Moseley ritzte lediglich die Haut ein wenig an, sodass etwas Blut zu sehen war, die Spülgeräusche von der Kochsalzlösung im Knie kamen vom Tonband, das Video vom Gelenkspalt und den Menisken von einem anderen Patienten.

Moseley wollte 2002 bei 180 Patienten mit Kniebeschwerden herausfinden, welchen Erfolg eine Arthroskopie für den Patienten bringen kann. Revolutionär an seiner Studie war, dass er diesen Eingriff erstmals im Vergleich zu einer Schein-Arthroskopie durchführte. Er unterteilte drei Gruppen: Die einen bekamen eine Spülung des Gelenks, bei den anderen wurde gespült und gleichzeitig der Knorpel geglättet, die dritte Gruppe erhielt lediglich den kleinen Hautschnitt. Die Patienten waren zuvor darüber informiert worden, dass sie per Los in eine der drei Gruppen eingeteilt werden, aber nicht, in welche. Aufgrund des professionellen Rahmens waren alle überzeugt, dass bei ihnen der Eingriff durchgeführt wurde – auch diejenigen mit der Schein-Operation.

Moseley erfragte später bei allen Patienten die Schmerzintensität und Funktionsfähigkeit des Knies. Außerdem testete er die Laufaktivität und das Treppensteigen bei den Studienteilnehmern.

Das Ergebnis verblüfft: Den Behandelten – unabhängig davon, ob eine Spülung oder eine Spülung mit Knorpelglättung vorgenommen wurde – ging es nicht besser als den Schein-Operierten, nicht nach einem und nicht nach zwei Jahren. Es gab schlicht keinen Unterschied. Wie ist das möglich? Genau dies wollen wir hier erklären. Und Sie, liebe Leserinnen und Leser, werden erfahren, dass dieses Phänomen bei jeder Behandlung auftreten kann.

Glauben, hoffen und erwarten

Sie werden staunen und sich wundern: Viele Informationen in diesem Buch dürften überraschend für Sie sein, ja manches kaum zu glauben. Wahrscheinlich haben Sie eine bestimmte Vorstellung, wenn Sie das Wort „Placebo“ hören. „Da bekommt man eine Zuckerpille, gar kein Medikament“, „... da wird man irgendwie getäuscht, kriegt keine echte Medizin, keine echte OP ...“, sind sicher bei vielen von Ihnen erste Assoziationen. Damit wollen wir gleich mal aufräumen.

Placebos selbst enthalten zwar keinen Wirkstoff, ebenso wenig wie die Schein-Operation im Kniegelenk von Dr. Moseley eine Wirkung im eigentlichen Sinne haben kann. Aber was stattdessen wirkt, ist unsere eigene Erwartungshaltung, also die Erwartung und Hoffnung, dass die Behandlung hilft und die Beschwerden danach gelindert sind. Ebenso lösen Lernerfahrungen Erwartungs-Effekte aus: Wenn uns die Erfahrung gelehrt hat, dass eine weiße runde Tablette unsere Kopfschmerzen lindert, wird das unter bestimmten Bedingungen auch eine weiße Zuckertablette tun.

Was wir als Placebo-Effekt und Nocebo-Effekt bezeichnen, geschieht in uns. Sie selbst als Patientinnen und Patienten stoßen diese Effekte an.

Definition: Placebo und Nocebo

Placebo: Übersetzt heißt der Begriff „Ich werde gefallen". Als Placebo bezeichnet man eine Arznei ohne Wirkstoff oder eine Scheintherapie, die sich aber echt anfühlt.

Placebo-Effekt: Eine positive körperliche oder psychische Veränderung nach der Einnahme von Medikamenten ohne jeglichen Wirkstoff (Placebos) oder nach einer Scheinbehandlung, wie zum Beispiel einer simulierten Operation oder einer Infusion mit einer einfachen Kochsalzlösung. Aber auch bei konventionell verordneten, etwa pharmakologisch wirksamen Therapien spielt der Placebo-Effekt eine Rolle. Er ist neurobiologisch messbar, aber individuell unterschiedlich ausgeprägt und hängt von verschiedenen Faktoren ab.

Nocebo-Effekt: Übersetzt heißt der Begriff Nocebo „Ich werde schaden". Er ist das Gegenteil des Placebo-Effekts. Im ursprünglichen Sinn bezeichnet der Begriff die Verschlechterung des Befindens oder das Auftreten von unerwünschten Wirkungen nach der Gabe eines Scheinmedikaments. Im weiteren Sinn umfasst der Begriff die drei unterschiedlichen Dimensionen von negativen Erwartungen an ein Medikament oder eine Behandlung: eine Verschlimmerung der Symptome, das Auftreten neuer unerwünschter Symptome wie Nebenwirkungen und Einbußen in der Wirksamkeit einer Behandlung.

Placebo- und Nocebo-Effekte treten aber nicht nur im Rahmen von Placebo- und Scheinbehandlungen auf. Erwartungen modulieren die Wirksamkeit jeglicher Therapie: Also jedes Mal, wenn

Sie wegen ihrer Beschwerden zum Arzt gehen, eine physiotherapeutische Praxis wegen der Rückenschmerzen betreten, ihnen die Pflegekraft im Krankenhaus ein Medikament reicht, ihnen der Anästhesist vor der Operation den Ablauf der Narkose und Schmerztherapie erklärt, wirken auch Erwartungseffekte.

Erwartungen sind ein wichtiger Faktor, der eben auch „echte“ Therapien beeinflusst – und damit unsere Gesundheit und Genesung. Zum Guten, aber auch zum Schlechten. Das ist in Studien vielfach belegt.

Das Gute ist: Sie können selbst dazu beitragen, Placebo-Effekte zu stärken und Nocebo-Effekte zu mindern oder zu vermeiden und zu verstehen, wie Sie und Ihre Behandler diese Kraft der Erwartung aktivieren können.

Hierzu möchten wir Sie ermutigen, ebenso wie wir Ärzte und alle, die im therapeutischen Bereich tätig sind, zur Berücksichtigung und Nutzung von Erwartungseffekten in ihrer Arbeit mit Patienten raten.

Therapeuten wie Patienten sollten Erwartungseffekte nutzen, um medizinische Behandlungen wirksamer und verträglicher zu machen. Aber ebenso wichtig ist es, negative Erwartungen zu vermeiden, um unerwünschte Nocebo-Effekte zu verhindern. Denn negative Erwartungen vermögen den Behandlungserfolg zu beeinträchtigen und können zum Auftreten von unerwünschten Wirkungen – zum Beispiel Nebenwirkungen – führen. In der medizinischen Praxis ist der Nocebo-Effekt vermutlich noch bedeutsamer als der Placebo-Effekt.

Was Heiler und Ärzte schon immer wussten

„Aber ihr sollt wissen, dass die Wirkung des Willens für die Arznei von großer Bedeutung ist.“ Paracelsus (1493–1541)

Dass Vorerfahrungen und Erwartungen von Patienten wirkungsvolle therapeutische Instrumente sind, wusste nicht erst der Schweizer Arzt, Naturphilosoph und Alchimist Paracelsus. Diese Erkenntnis ist Tausende Jahre alt.

Bereits seit der Antike besteht das Bewusstsein, dass die Wirkung von Arzneien und Therapien durch weitere Faktoren, aber vor allem durch Kommunikation unterstützt wird: Neben den Informationen, die ein Arzt oder eine Therapeutin im Gespräch mit einem Patienten vermittelt, ist auch die nonverbale Kommunikation von Bedeutung, also die Frage, wie die Gesprächssituation gestaltet wird und in welchem Ambiente ein Gespräch stattfindet.

Die sogenannten Kontextfaktoren prägen die Erwartungen von Patienten und Patientinnen und unterstützen so die Wirkung von Therapien – oder reduzieren sie.

Die größten Erwartungseffekte sind auf subjektive Symptome wie Schmerzen, Stimmung, schlechter Schlaf, Ängstlichkeit und Müdigkeit belegt.

Viele unter Ihnen haben sicher in der ein oder anderen Situation bereits Erwartungseffekte erlebt.

Anekdoten über Erwartungen

Medizin lebt auch von Erzählungen. Hier lesen Sie vielfältige Erfahrungen von Menschen mit ihren eigenen Erwartungen. Nahezu jeder hat schon mal einen positiven Placebo- oder auch negativen Nocebo-Effekt erlebt. Manchmal sind sie erheiternd, aber eben nicht immer: Da fühlt sich jemand deutlich beschwipst und erfährt später, dass er versehentlich alkoholfreies Bier serviert bekam. Dem Nächsten juckt verdächtig heftig die Kopfhaut, nachdem das große Schild „Vorsicht, Läusebefall in der Bärengruppe!" vor der Kita aufgestellt wurde. Und wenn die Mama das Aua wegpustet, hilft das wunderbar gegen Schmerzen.

Wir haben einige Anekdoten gesammelt, die Ihnen vielleicht bekannt vorkommen. Wenn Sie selbst auch bereits einmal einen Placebo- oder Nocebo-Effekt gespürt haben, dann schreiben Sie uns: meinegeschichte@erwartungseffekte.de

„Der Chlorgeruch lässt meine Augen im Schwimmbad total trocken werden, obwohl ich noch gar nicht getaucht bin." (25 Jahre alt)

„Mein Papa gibt mir immer Zauberpapier an den Gurt beim Autofahren, damit mir nicht schlecht wird." (Neun Jahre alt)

„Ich habe oft Heimweh, aber die Heimweh-Schokolade meiner Kindergärtnerin hilft super." (Sechs Jahre alt)

„Der Bohrer beim Zahnarzt macht mir richtig Angst, ich spüre schon Schmerzen im Mund, obwohl der Arzt noch nicht mal angefangen hat." (15 Jahre alt)

„Wenn ich ein Boot sehe, dann wird mir schon übel." (39 Jahre alt)

„Ich denke immer, wenn die Medizin bitter schmeckt, dann hilft sie auch besser." (Zwölf Jahre alt)

„Wenn ich Schmerzmedikamente nehme, dann geht es mir unmittelbar nach der Einnahme sofort besser, dabei weiß ich, dass das nicht sein kann." (36 Jahre alt)

Wann Erwartungen wirken …

Einen Trümmerbruch des Unterschenkels kann kein Placebo der Welt heilen, auch die größte Erwartung wird die gesplitterten Knochen nicht wie von Zauberhand zusammenflicken. Das muss ein Chirurg erledigen.

Eine Krebserkrankung benötigt eine komplexe Therapie, je nach Erkrankung mit einer Operation, Chemotherapie, Bestrahlung und ganz neuen modernen Ansätzen, zum Beispiel einer Immuntherapie. Dazu gehört idealerweise auch die Begleitung eines Psychoonkologen.

Was das alles mit Placebo-Effekten zu tun hat? Wenig. Zumindest nicht im ersten Schritt. Aber wie schnell die Heilung nach der Operation voranschreitet, wie effektiv eine Therapie anschlägt, wie heftig Nebenwirkungen zu spüren sind, wie schnell – auch psychisch – ein Patient wieder gestärkt ist, das alles kann durch die Erwartungen an die Therapie beeinflusst werden.

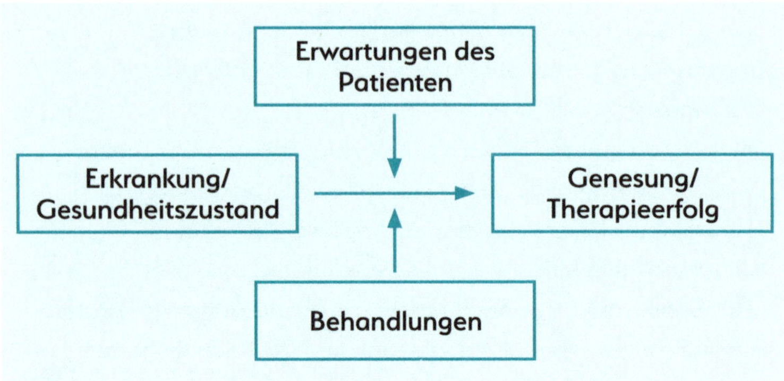

Nicht nur die Behandlung, sondern auch der Patient ist ein Faktor bei der Genesung. Dies ist natürlich ein idealtypisches Schema. Es soll nur zeigen, dass die Erwartung des Patienten den Genesungsprozess beeinflussen kann. Wie komplex dieser Einfluss ist und wie Sie ihn selbst auch steuern können, lesen Sie in den folgenden Kapiteln.

Und noch viele Faktoren mehr greifen hier. Das werden Sie im Einzelnen noch in diesem Buch erfahren. Es ist wichtig, zu verstehen, dass die eigene Erwartung bei jeder Behandlung mitwirken kann, im besten Falle positiv, aber leider häufig auch negativ. Bei einigen Erkrankungen ist dies deutlicher, beim gebrochenen Fuß geringer. Immer dann, wenn das persönliche Empfinden im Vordergrund steht – dies zeigen viele Forschungen –, wirken Erwartungseffekte besonders stark.

Das bedeutet: Sie als Patient mit Ihren Erwartungen und Einstellungen sind neben der Behandlung ein wichtiger Faktor.

Sie selbst beeinflussen mit, ob eine Behandlung erfolgreich oder vielleicht auch weniger erfolgreich verläuft! Dies bedeutet natürlich nicht, dass Sie Schuld haben, wenn Sie Nebenwirkungen spüren, nachdem Sie ein Medikament eingenommen haben oder wenn die Behandlung nicht wie erhofft anschlägt. Aber ihre Einstellungen und Erwartungen sind eben auch ein Faktor. Daher ist eine zentrale Frage: Was brauche ich, um eine positivere, aufgeschlossenere Haltung zu bekommen? Und je mehr Ärzte, andere Therapeuten und Sie selbst über die Mechanismen der Placebo-

und Nocebo-Effekte wissen, desto eher können Sie sie gemeinsam zum Besseren nutzen.

Wo wirkt der Erwartungseffekt?

Erwartungseffekte beruhen auf machtvollen Mechanismen in vielen körperlichen Systemen: in der Psyche, im Magen-Darm-Trakt, im Herz-Kreislauf- und Hormonsystem, in der Lunge und sogar im Immunsystem, das für die Abwehr von Bakterien, Pilzen und Viren zuständig ist.

Hier ein Beispiel, wie auch der Blutdruck als autonome Körperfunktion Erwartungseffekten unterliegt: In einer Zusammenfassung mehrerer Studien bei Bluthochdruck-Patienten, die mit Betablockern behandelt wurden, zeigte sich, dass ein Scheinmedikament ohne Wirkstoff sowohl systolische als auch diastolische Blutdruckwerte senkte.

Mit jedem Herzschlag wird Blut zur Versorgung der Organe und des Gewebes in die großen Blutgefäße gepumpt. Der Druck auf die

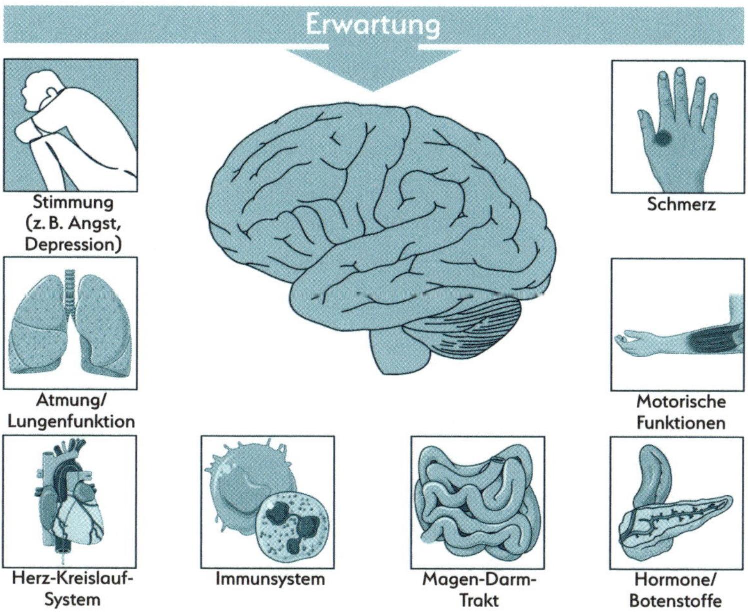

Placebo- und Nocebo-Effekte gibt es in vielen körperlichen Systemen.

Wände dieser Gefäße wird als Blutdruck bezeichnet. Wenn der Herzmuskel sich zusammenzieht und das mit Sauerstoff angereicherte Blut in den Körper gibt, wird der sogenannte systolische Druck gemessen, wenn der Muskel erschlafft ist, wird der diastolische Druck gemessen. Erwarten wir, dass ein Mittel den Blutdruck senkt, sinkt er eben oft auch – unabhängig, ob ein Wirkstoff dies erreicht oder unsere Erwartung.

Die zugrunde liegenden Mechanismen können allerdings durchaus unterschiedlich sein. Im Immunsystem zum Beispiel lassen sich Erwartungseffekte insbesondere durch Vorerfahrungen und Lernprozesse wie die klassische Konditionierung erzielen. Allein durch Kommunikation, also rein verbale Informationen, lassen sich Immunfunktionen hingegen nicht verändern. Bei der Behandlung von Rückenschmerzen (siehe S. 121) kann ein einfühlsames und aufmunterndes Gespräch nach vielen erfolglosen Vorerfahrungen eine positive Erwartungshaltung und die Wirksamkeit der Schmerztherapie merklich positiv beeinflussen. Bei Depressionen (siehe S. 128) wirken Placebo-Effekte auf den Gehirnbotenstoff Serotonin und die emotionsregulierenden Netzwerke im Gehirn. Das hat die Forschung in Studien mit Placebo-Behandlungen herausgefunden sowie in Studien, in denen die Erwartung von Gesunden oder Patienten gezielt beeinflusst wurde.

Insgesamt jedoch ist entscheidend: Erwartungen entstehen im Gehirn und wirken auch darüber hinaus im Körper.

Unser Gehirn verarbeitet konstant Reize, Wahrnehmungen und Informationen

86 Milliarden Nervenzellen verarbeiten in unserem etwa drei Pfund schweren Gehirn alles, was wir sehen, hören, riechen, schmecken und spüren mit dem, was unser Gehirn bereits an Erfahrungen und Erkenntnissen gespeichert hat. Erinnern Sie sich an das Beispiel einer Behandlung beim Zahnarzt! Unsere Wahrnehmung des Geruchs eines Desinfektionsmittels und die Erinnerung an zurückliegende Erfahrungen, wie zum Beispiel das

unangenehme Surren eines Bohrers in der Zahnarztpraxis, geschieht innerhalb von Millisekunden, also unglaublich schnell. Einige Tausend Gedanken durchströmen täglich unsere neuronalen Netzwerke. Längst nicht immer sind uns diese bewusst. Wie die einströmenden Signale im Gehirn verarbeitet werden, entscheidet auch die genetische Grundausstattung. Etwa ein Viertel unserer Gene programmieren die Entwicklung des menschlichen Gehirns und steuern, wie wir uns fühlen, wie wir reagieren, was wir fürchten. In den Interaktionen zwischen Genen und den Einflüssen aus der Umwelt entstehen Persönlichkeit, Charakter, Begabungen und auch die Fähigkeit, belastende Situationen zu bewältigen. Auch Ängstlichkeit und der Umgang mit Stress sind zum Teil so verankert.
Es ist kein gleichförmiger Strom von Signalen und Reizen, den unser Gehirn verarbeitet, sondern wir bewerten in den verschiedenen Arealen des Gehirns jegliche Informationen sofort: Ist das wichtig oder unwichtig, gefährlich oder harmlos? Dies geschieht blitzschnell und beeinflusst auch die Wahrnehmung und Bewertung weiterer Reize. Ein Beispiel: Nehmen wir an, Sie wachen nachts durch ein seltsames kratzendes Geräusch in Ihrem Garten auf. Sie bewerten es als irritierend und reagieren mit Angst. Dann hören Sie ein Klirren und sind alarmiert. Bricht jemand ein?
Manche Eindrücke scheinen uns bedeutsamer, wenn etwa gute Freunde, die wir schätzen, uns Informationen geben, oder bei kleinen Kindern haben vielleicht Aussagen der Eltern mehr Gewicht. Jugendliche dagegen mögen den Aussagen von Freunden eine höhere Bedeutung zubilligen.

Kommunikation ist ein starker Faktor

Die Forschungsansätze sind vielfältig: Mal sind es gesunde Probanden, die an grundlagenwissenschaftlichen Studien teilnehmen, mal sind es Patienten, die unter unterschiedlichsten Bedingungen in klinischen Studien Placebo-Behandlungen erhalten, oder bei denen der Einfluss der individuellen Erwartung und Vorerfahrung auf den Verlauf der medizinischen Behandlung untersucht wird.

Ganz wichtig ist: Egal ob gesunder Proband oder Patient, wer an solchen Studien teilnimmt, wird immer ganz genau über das Wesen und Ziel der Studie aufgeklärt. Auch, dass im Rahmen der Studie Placebos eingesetzt werden, zum Beispiel, um die Wirksamkeit von neu entwickelten Medikamenten oder Behandlungsverfahren zu prüfen. Das ist weltweit der ethische Konsensus aller Forscher.

Kein Patient, der nicht an einer Studie beteiligt ist, muss also befürchten, er würde mit Placebos behandelt.

Internationale Studien zeigen, wie die Art der Behandlung und die Rahmenbedingungen Einfluss auf die Ergebnisse nehmen: Der Placebo-Effekt ist zum Beispiel bei einem invasiven Eingriff (z. B. einer Injektion oder Operation) größer, als wenn nur eine Pille geschluckt wird. Vermeintlich teure Pillen wirken stärker als günstige, auch Größe wie Farbe der Arznei spielen eine Rolle. Verspricht ein Arzt im weißen Kittel baldige Besserung, ist die Wirkung größer, als wenn sie von einer Hilfskraft angekündigt wird. Aber wie beeinflusst ein Arzt zum Beispiel Erwartungen, die Sie als Patient an die Therapie haben, ganz gleichgültig, ob es im Rahmen einer Studie ist oder bei der üblichen Therapie? Vier Beispiele sollen das zeigen:

1. Eine zugewandte Kommunikation und Vertrauen können den Placebo-Effekt verstärken: So zeigte eine groß angelegte randomisierte Studie an der Harvard Medical School/USA bei Patienten mit Reizdarmsyndrom (siehe S. 150), in der die Effekte einer Schein-Akupunktur – ein typischer Placebo-Eingriff – untersucht wurden, dass die Schein-Akupunktur allein nur sehr kleine Verbesserungen der Symptome erbrachte. Erst als die Scheinbehandlung mit einem positiven und einfühlsamen Kommunikationsstil des Behandlers kombiniert wurde, verbesserte sich die Symptomatik deutlich und nachhaltig.

2. Behandlung und Kommunikation wirken zusammen und können sich verstärken: In einer Studie am Universitätsklinikum Essen zu akuten postoperativen Schmerzen wurden im Jahr 2019 Patienten im Vorfeld der Operation darüber informiert, dass sie zusätzlich zur medikamentösen Schmerztherapie eine Behandlung mit Akupunkturnadeln erhalten können. Diese Information erfolgte entweder nüchtern-neutral oder aber in einem positiv-optimistischen Stil. Im Ergebnis war interessanterweise gar nicht relevant, ob nach der Operation mit Akupunkturnadeln behandelt wurde oder nicht. Entscheidend war die Art der Aufklärung: Diejenigen Patienten, die bei der Aufklärung positive und optimistische Informationen erhalten hatten, berichteten nach der Operation über geringere Schmerzen und waren mit der Schmerztherapie zufriedener als diejenigen, die neutral aufgeklärt wurden.
3. Bessere Genesung nach herzchirurgischen Eingriffen durch Kommunikation: Ein eindrucksvolles Beispiel, was Kommunikation ändern kann, zeigt eine randomisiert kontrollierte Studie der Universität Marburg mit 124 Patienten, die eine Bypass-Operation (siehe S. 140) benötigten, also einen Eingriff am Herzen. Die sogenannte PSY-HEART-Studie (PSYchologische Intervention bei HERZchirurgischen Patienten) sollte untersuchen, ob mithilfe einer Erwartungsoptimierung die Operationsergebnisse langfristig verbessert werden können. Dabei wurde bei Patienten vor den Eingriffen eine auf ihre Erkrankung und die Operation ausgerichtete psychologische Intervention durchgeführt, um positive Erwartungen für den Genesungsverlauf nach der OP zu wecken. Mit den Patienten wurde möglichst konkret eine mentale Vorstellung erarbeitet, wie der Genesungsprozess im positiven Fall verlaufen kann, also wie sie sich vorstellen, was sie nach einer Woche, nach einem Monat oder nach sechs Monaten wieder körperlich leisten könnten. Da geht es auch darum, mit dem Hund wieder Gassi gehen zu können, was vor der OP unmöglich war, oder auch wieder unbeschwert in den Urlaub zu fahren. Die Patienten ent-

wickelten eine Erwartungshaltung an sich selbst und haben sich das auch konkret vorgestellt. Es wurden jeweils zwei persönliche Gespräche mit jeweils 50 Minuten Dauer sowie zwei Telefonate mit jeweils 20 Minuten geführt. Der nachweisbare positive Effekt dieser einfachen Maßnahme zeigte sich noch sechs Monate nach dem Eingriff in verschiedensten Aspekten: von der Lebensqualität, der körperlichen Beeinträchtigung bis zur Rückkehr an den Arbeitsplatz. Auch auf physiologischer Ebene ließen sich die Effekte mit signifikant geringeren Entzündungswerten nachweisen. Hier ist also nicht nur die psychologische Veränderung entscheidend, sondern auch Messwerte im Blut.

4. Alle wissen Bescheid und dennoch wirken Placebos: Die längste Zeit glaubte man, dass ein Placebo nur wirken kann, wenn der Behandelte überzeugt war, das echte Medikament erhalten zu haben. Aber: Placebos können auch dann wirken, wenn Patienten genau wissen, dass sie ein Medikament ohne Wirkstoff erhalten und ihnen das erklärt wurde. In sogenannten Open-Label-Studien (OLP-Studien, siehe dazu auch S. 71) besserten sich die Schmerzen von Patienten mit Rückenschmerzen, Migräne und Reizdarm deutlich. Schlüssel ist hierbei die Kommunikation mit den Patienten.

Müssen Medikamente teuer sein?

Auch ob das Wissen um den Preis eines Medikaments die Wirksamkeit einer Therapie beeinflusst, lässt sich durch die Forschung beleuchten. Wenn der Preis eine Rolle spielt, wirken dann teure Placebos besser als günstige? Um diese Frage zu beantworten, starteten vor einigen Jahren Wissenschaftler der Universität in Cincinnati in den USA ein aufschlussreiches Experiment. Die Ethikkommission hatte nach strengen Vorgaben den Test an freiwilligen Teilnehmern genehmigt. Alle zwölf Patienten, die im fortgeschrittenen Stadium an Parkinson litten, hatten dem Experiment zugestimmt. Statt des Standardwirkstoffs gegen Parkinson bekamen die zwölf Teilnehmer eine Kochsalzlösung injiziert. Sechs von ihnen erhielten die Information, dass es sich um ein sehr teures Präparat mit einem Preis von 1500 Dollar handelt, den anderen sechs teilte man mit, dass es sich um eine mit 100 Dollar eher preiswerte Injektion handeln würde. Wer profitierte stärker von der Injektion, die ja in beiden Fällen nur eine Kochsalzlösung war?

Beide Placebos besserten die motorischen Fähigkeiten, beim teuren um 28 %, beim günstigen um 13 %. Es handelt sich hier um eine kleine Studie, deshalb sind die Befunde mit Vorsicht zu interpretieren. Allerdings finden sich vergleichbare Ergebnisse auch in Schmerzexperimenten mit gesunden Probanden – ein vermeintlich teures Medikament wirkt besser als ein angeblich billiges – und dies, obwohl ausschließlich Placebos verabreicht wurden. Der Punkt ist also: Die Information über den Preis – teures versus billiges Medikament – ist hier entscheidend. Wenn sich derartige Befunde bestätigen, dann hat das Konsequenzen dafür, wie Ärzte und Apotheker über Therapien informieren sollten. Die Lösung kann natürlich nicht sein, den Preis hochzusetzen oder zu behaupten, ein Medikament sei teuer. Umso wichtiger ist es, Therapien wertzuschätzen, ihre Wirkweise und Wirkung zu erklären und vor allem sensibel für die Erwartungen von Patienten zu sein. Etwa, wenn eine Medikation auf ein „Nachahmerpräparat" (Generikum) umgestellt wird oder das vertraute Medikament nun von einem anderen Hersteller eventuell günstiger geliefert wird.

Wirken Erwartungseffekte bei Kindern stärker?

Das wäre eine naheliegende Vermutung. Bildlich gesprochen lässt sich ein Schmerz bei Kindern leichter „wegpusten" oder „wegzaubern" als bei einem Erwachsenen. Aber der Nachweis, welchen Effekt die Erwartung bei Kindern zeigt, ist kompliziert. Noch gibt es wenige Studien zu Placebo-Effekten bei Kindern und sie belegen nicht, dass Erwartungseffekte signifikant größer sind als bei Erwachsenen, aber sie existieren: Vor allem bei der Therapie von Schmerzen und Kopfschmerzen bei Kindern und Jugendlichen zeigt sich dies in Studien. In einigen Untersuchungen kamen Raten von 50 bis 60 % für den Placebo-Effekt zustande. Das heißt: Jedes zweite Kind (zwischen acht und 17 Jahre alt) erlebte um die Hälfte reduzierte Migräne-Kopfschmerztage mit Placebos. Die Studie wurde in den USA 2016 durchgeführt. Die Effekte waren ähnlich wie die Wirkung von Amitryptylin oder Topiramat in der Therapiegruppe – also von Medikamenten, die in den USA bei kindlichem Kopfschmerz als Prophylaxe eingesetzt wurden. Eine mögliche Erklärung für die Placebo-Effekte bei Kindern ist, dass Kinder besonders gut darin sind, auf Suggestionen und Rituale zu reagieren. Ein weiterer Grund kann sein, dass Kinder noch nicht so viele Erfahrungen mit Medikamenten gemacht haben – und dadurch auch weniger negative oder erfolglose Vorerfahrungen mitbringen, die eine Medikamentenwirkung abschwächen könnten.

Aber es kommt noch ein weiterer Faktor hinzu: Der klinische Verlauf bei Erkrankungen bei Kindern ist häufig anders als bei Erwachsenen: Migräneattacken sind zum Beispiel kürzer, und eine Epilepsie kann in der Pubertät verschwinden oder schwächer werden. Auch das kann die höheren Placebo-Raten in den kontrollierten Studien erklären.

Was haben die Eltern mit dem Placebo-Effekt zu tun?

Es kommt im Zusammenhang mit Kindern aber noch ein weiterer Faktor beim Placebo-Effekt zum Tragen: die Eltern. Das nennt man „placebo by proxy“ was bedeutet, dass nahestehende Menschen (die „proxies“) die Wirkung vermitteln oder verstärken. Die gesundheitsfördernde Kraft der Erwartung überträgt sich sozusagen.

Stellen Sie sich vor, Ihr Kind verletzt sich am Knie, weil es hingefallen ist. Sie kümmern sich, beruhigen Ihr Kind, pusten auf die Wunde, suchen das bunte Lieblingspflaster, bereiten einen Kakao zu, das Kind darf fernsehen und sich auf dem Sofa ausruhen. Als Eltern erwartet man dann, dass die Blutung gestillt ist, die Schmerzen nachlassen werden – und so wird es in den allermeisten Fällen auch geschehen.

Erfolgt diese Zuwendung nicht und reagiert man offenkundig besorgt oder gar panisch, kann sich der Schmerz beim Kind verstärken oder zumindest nicht den günstigen Verlauf nehmen. Über welche neurobiologischen Mechanismen dieser „Placebo-by-proxy-Effekt“ im Detail funktioniert und wie er sich gezielt in der Behandlung von Kindern einsetzen lässt, wird aktuell untersucht.

Achtung: Nocebo-Effekt!

Grundsätzlich bezeichnet der Nocebo-Effekt die negativen Auswirkungen einer Erwartung auf das körperliche und seelische Empfinden. Er ist damit der böse Zwilling des Placebo-Effekts, allerdings keineswegs so ausgiebig erforscht.

Sie lesen morgens, wenn Sie Ihr Kind in die Betreuung abgeben, am Eingang des Kindergartens „Vorsicht: Läusebefall in der Bärengruppe“. Was passiert bei vielen uns? Plötzlich juckt der Kopf und wir kratzen uns. Das Wort „Läuse“ löst die Befürchtung aus, man könnte selbst Läuse haben. Das genügt, um den Reflex auszulösen, sich am Kopf zu kratzen, wo es in diesem Moment plötzlich juckt. Natürlich ist es möglich, dass der flügellose Parasit auf uns übergesprungen ist, aber der Juckreiz kommt auch schon ohne Befall.

Ängste fördern den Nocebo-Effekt

Nocebo-Effekte sehen wir besonders in stark angstbesetzten Situationen, wenn Menschen fürchten, schwer erkrankt zu sein oder Nebenwirkungen einer notwendigen Therapie zu spüren.

Es ist nachvollziehbar, dass bei der Diagnose Krebs die meisten Patienten sofort große Ängste spüren: Zunächst die erschreckende Diagnose, die starke Unsicherheit hervorruft, dann unterschiedliche Therapieansätze, die möglicherweise mit Schmerzen und unerwünschten Wirkungen assoziiert sind, eine langwierige Behandlungs- und Regenerationsphase, später Kontrolluntersuchungen, die oft angstbesetzt bleiben. Dies ist nur ein Beispiel für viele ähnliche Situationen, in denen unsere Wahrnehmung von Behandlungen sowie deren Wirksamkeit durch unser Denken und unsere Gefühle geprägt wird.

Wenn Sie das Surren des Bohrers hören ...

Wir möchten Ihnen noch ein weiteres Beispiel, das die meisten von Ihnen vielleicht schon mal erlebt haben, aufzeigen: der Besuch beim Zahnarzt. Bei vielen dürfte der Termin angstbesetzt sein, natürlich in unterschiedlicher Abstufung. Vielleicht hatten Sie als Kind unangenehme Erlebnisse beim Zahnarzt oder Sie mussten einen schmerzhaften Eingriff erleben. Jede Maßnahme, die ein Patient nicht genau versteht, die für ihn neu und unangenehm scheint, kann Ängste auslösen. Beim Zahnarzt ist sicher der Mund- und Gesichtsbereich, der schon rein physiologisch sehr schmerzempfindlich ist, ein bedeutsamer Faktor. Es ist ein äußerst sensibler Bereich, die Kommunikation ist bei geöffnetem Mund erschwert, schnell kann ein Gefühl des Ausgeliefertseins entstehen. Ein Patient kann nicht sehen, was mit ihm geschieht, und welche Instrumente der Zahnarzt einsetzt. Bei einer Spritze in den Oberarm ist das anders. Eine derartige Konstellation birgt ein besonders hohes Risiko, dass Patienten negative Erwartungen entwickeln. Ein unachtsam geäußerter Satz wie „Oha, das sieht ja gar nicht gut aus!" oder die mit Fachausdrücken gespickte Besprechung von Befunden und Behandlungsschritten (Gingivektomie, Vitalexstirpation, Wurzelspitzenresektion oder Ähnliches) wirken eher einschüchternd und erzeugen kaum eine positive Behandlungserwartung. Das Risiko, dass zum Beispiel Schmerzen verstärkt empfunden werden und Schmerzmedikamente in ihrer Wirkung reduziert sind, ist hier gegeben. Wenn man einmal erfahren hat, dass das Geräusch und Vibrieren des Bohrers mit Schmerz verbunden sind, zuckt man beim nächsten Mal allein durch die Wahrnehmung des Geräuschs zusammen. Ganz ähnlich kann der Geruch des Desinfektionsmittels oder der Anblick des Behandlungsstuhls und der Gerätschaften wirken.

Negatives erinnern wir besser als Positives

Evolutionär sind wir dazu gemacht, negative Ereignisse stärker zu bewerten und besser zu erinnern als positive. Wenn etwas bedrohlich, gar gefährlich scheint, dann muss ich mir das sehr gut merken. Es war – und ist sicher auch heute noch in Teilen so – in der Evolution sehr sinnvoll, dass wir zum Beispiel giftige Beeren fortan gemieden haben, wenn unseren Vorfahren vor Zigtausenden Jahren davon übel wurde. Das ist ein guter Schutzmechanismus und bewahrt uns vor Erkrankungen. Nun lassen sich evolutionär verankerte Mechanismen schlecht ändern. Sie halten sich über zahlreiche Generationen.

Das Gute ist jedoch: Nocebo-Effekte sind Erwartungseffekte – und Erwartungen sind veränderbar, sodass man diese Effekte auch wieder aufheben oder abschwächen kann. Allein die Aufklärung über den Nocebo-Effekt kann schon dazu beitragen, seine negativen Auswirkungen abzupuffern.

Nicht alle Menschen sind gleich empfänglich für den Nocebo-Effekt: Bei ängstlichen und pessimistischen Menschen kommt er im Durchschnitt häufiger vor. Es ist sehr gut möglich, dass häufig auftretende Alltagssymptome wie Müdigkeit oder Kopfschmerzen als Nebenwirkung dann auf eine Behandlung zurückgeführt werden, obwohl zwischen den beiden kein direkter Zusammenhang besteht. Es ist die Erwartung, die uns sensibilisiert, ob wir uns müde fühlen oder Kopfschmerzen wahrnehmen. In der Praxis ist es allerdings schwierig, die Stärke oder Häufigkeit des Nocebo-Effekts einzuschätzen, da sich dieser mit echten Nebenwirkungen von Medikamenten vermischen kann.

Auslösende Faktoren

Man kann objektiv messen, dass durch negative Erwartungen, Ängste und Sorgen Symptome und unerwünschte Wirkungen gefördert werden und mit körperlichen Prozessen einhergehen – wie Schmerz, Übelkeit, lähmender Müdigkeit (Fatigue), depressiver Verstimmung oder sexuellen Störungen. Die Mechanismen, die hinter dem Phänomen stehen, erklären wir ab Seite 58.

Wir wissen, dass die Lerneffekte von negativen Ereignissen besonders stark sind. Wenn man einmal erfahren hat, dass eine Chemotherapie Übelkeit hervorrufen kann, dann kann schon das Betreten des Therapieraumes Unwohlsein auslösen. Angespannte Aufmerksamkeit und Angst zusammen mit der Erwartung und Lernerfahrung können dazu führen, dass tatsächlich früher eine Nebenwirkung empfunden wird, als durch das Medikament zu erwarten ist. Hier sind Aufklärung über den Nocebo-Effekt und eine gute kommunikative Begleitung besonders entscheidend. Darüber zu informieren und auch zu sprechen, ist wichtig.

Im Alltag werden Nocebo-Effekte sehr oft ausgelöst, wenn wir den Beipackzettel lesen. Für Laien ist er meist schwer verständlich. Da Arzneimittel und Therapien verschiedene unerwünschte Wirkungen hervorrufen können, ist es gesetzlich vorgeschrieben, dass diese im Beipackzettel aufgeführt werden. Aber die statistischen Angaben zu den möglichen Nebenwirkungen sind missverständlich und verunsichernd. Selbst wer sich mit Zahlen gut auskennt, kann mit der Einordnung der Wahrscheinlichkeiten überfordert sein. Insbesondere wenn man sich sowieso schon in einer angstbesetzten Situation befindet. Allein wie der Arzt etwas formuliert, spielt dabei eine große Rolle. Man kann sagen: 10 % der Patienten, die das Medikament einnehmen, spüren Nebenwirkungen. Oder: Neun von zehn Personen vertragen das Medikament sehr gut. Es ist dieselbe Information, dennoch hat sie eine ganz andere Wirkung. Es geht nicht darum, Informationen zu unterschlagen oder zu beschönigen, sondern sie so zu vermitteln, dass man sie angstfreier aufnehmen kann.

Pieks oder Bienenstich?

Negative Erwartungen verändern auch das Schmerzempfinden, wie Dirk Varelmann vom Brigham and Women's Hospital in Boston mit seinen Kollegen herausfand. Der Anästhesist untersuchte bereits 2010, welche Folgen es hat, wenn Ärzte ihre Patienten auf die Injektion eines lokalen Betäubungsmittels vorbereiten, indem sie diese als „schlimmsten Teil der Behandlung, ähnlich einem Bienenstich" ankündigten. Es zeigte sich, dass jene Menschen deutlich mehr Schmerzen spürten als solche, denen erklärt wurde, die Injektion helfe, sich während der folgenden Prozedur wohlzufühlen. Heute lernen Medizinstudenten, eine Injektion höchstens als „kleinen Pieks, den man kaum spürt" anzukündigen oder Patienten vor einer Impfung oder Blutentnahme abzulenken, indem sie ihnen allgemeine Fragen stellen oder über das Wetter plaudern.

Unangenehme Symptome treten besonders häufig auf, wenn viele Menschen davor warnen, wie ein Team um den Neurowissenschaftler Fabrizio Benedetti von der Universität in Turin in einer Studie von 2014 feststellte. Verglichen mit einer Kontrollgruppe ohne Vorinformation litten Menschen häufiger an Höhenkopfschmerzen, wenn sie vor einer Bergbesteigung auf dieses Risiko aufmerksam gemacht wurden. Die Wahrscheinlichkeit war umso größer, je mehr Personen der Gruppe sich daraufhin untereinander über das Risiko austauschten. Sehr eindrücklich konnte man dieses Phänomen auch während der Covid-19-Pandemie und bei dem Thema Covid-19-Impfung verfolgen. Wissenschaftlich konnte hier belegt werden, dass zum Beispiel die Informationen in den Sozialen Medien nicht nur die Bedenken und Ängste, sondern auch die tatsächlich auftretenden unerwünschten Wirkungen beeinflussten (siehe S. 44 f.).

Die Angst vor der Covid-19-Impfung

Drei von vier Nebenwirkungen der Covid-19-Impfung treten auf, weil die Geimpften sie erwarten. Zu diesem Ergebnis kam 2022 eine internationale Studie der Psychologin Julia Haas, die nach der Promotion in Marburg zum Beth Israel Deaconess Medical Center der Harvard Medical School in Boston/USA wechselte. Die sogenannte Metastudie analysierte zwölf große Covid-19-Impfstudien aus verschiedenen Ländern wie USA, Australien, China, Brasilien, Südafrika, Großbritannien und Belgien. In den untersuchten Zulassungsstudien, in denen die Impfstoffe auf ihre Wirksamkeit erprobt wurden, erhielten die Teilnehmerinnen, anders als bei den späteren Impfungen, entweder den tatsächlichen Impfstoff oder eine wirkstofffreie Kochsalzlösung, eben ein Placebo. Interessanterweise traten auch dann, wenn der Impfstoff nur scheinbar gegeben wurde, also ein Placebo gespritzt wurde, bei vielen Studienteilnehmern Nebenwirkungen auf, so die Auswertung von mehr als 45.000 Geimpften. Schon lange hatten Forscher vermutet, dass viele vermeintliche Nebenwirkungen der Covid-19-Impfung auf negative Erwartungen zurückzuführen sind. Diese Studie brachte den Beweis. 22.578 Studienteilnehmer erhielten eine Placebo-Impfung ohne eine wirksame Substanz, 22.802 wurden mit Impfstoffen verschiedener Hersteller geimpft. Der Vergleich der Häufigkeiten von berichteten Nebenwirkungen kam zu einem verblüffenden Ergebnis:

Nach der ersten Impfung berichteten 35,2 % aus den Placebo-Gruppen vor allem über Kopfschmerzen und Müdigkeit, in der Impfgruppe waren es 46,3 %. Daraus ergibt sich, dass statistisch auch in der Impfgruppe mehr als die Hälfte der wahrgenommenen Symptome auf dem Nocebo-Effekt beruhen.

Das Wissen um mögliche Beschwerden, die auftreten können, führt dazu, dass wir genau diese Symptome auch bei uns entwickeln oder wahrnehmen. „Dieser Effekt ist im Zusammenhang mit Covid-19-Impfungen besonders unglücklich, weil er Ängste und Bedenken gegenüber der Impfung fördert“, sagt Winfried Rief, Professor für Klinische Psychologie der Universität Marburg. Er war an der aktuellen Studie beteiligt und widmet sich schon viele Jahre der Erforschung des Nocebo-Effekts.

Professor Winfried Rief fordert deshalb eine spezifischere Aufklärung der Bevölkerung über Nocebo-Effekte beim Impfen und darüber hinaus, um die Ängste abzubauen.

Wie Erwartungen entstehen

Wir erwarten zu Recht, dass unser Gehalt am Ersten des Monats auf dem Konto ist. Wir erwarten, dass wir im Supermarkt den Joghurt kaufen können, den wir in den letzten Wochen so gerne gegessen haben. Wir erwarten, wenn wir einen teuren Kaffee kaufen, dass er uns besser schmeckt als der günstige. Oder wir bewerten den vermeintlich teuren Wein bei der Verkostung besser als den Wein aus dem Tetra Pak vom Discounter. An das teure Produkt ist eine Erwartung auf besseren Geschmack geknüpft. Das ist der Placebo-Effekt im Alltag, den wir sicher alle schon mal erlebt haben. Nur in der Medizin reicht der Effekt noch weiter. Wir haben bei jedem Arztbesuch, bei jeder Medikamenteneinnahme Erwartungen.

Informationen und ihre Wirkungen

Wir erwarten, dass ein Arzt unsere Beschwerden lindert, wenn wir den Termin in der Praxis oder Klinik ausmachen und erst recht, wenn wir das Behandlungszimmer betreten. Stellen Sie sich jemanden vor, der seit Monaten unter wiederkehrenden, quälenden Rückenschmerzen leidet. Er hofft, dass der Arzt seine Beschwerden ernst nimmt und einen Therapievorschlag unterbreitet. Nehmen wir weiterhin an, der Arzt verschreibt ein Medikament. Es ist ein teures Medikament und der Arzt versichert, es habe schon vielen seiner Patienten mit ähnlichen Schmerzen geholfen und die Studienlage über die Wirksamkeit sei hervorragend. Hoffnungsvoll betritt derjenige die Apotheke und holt die verschriebene Packung ab. Zu Hause kommentiert der Partner: „Oje, das hat unsere Nachbarin auch bekommen und es hat ihr gar nicht geholfen." Mit welchen Erwartungen schluckt der Patient nun die erste Kapsel? Oder denken Sie an sich persönlich. Sie lesen einen Beipackzettel und erfahren, dass eine häufige Nebenwirkung des Wirkstoffs Magenschmerzen sind. Erwarten Sie nun, Übelkeit und Bauchkrämpfe zu bekommen? Erfahren Sie, dass ein Bekannter ein bestimmtes Medikament schlecht vertragen hat, erhöht sich die Wahrscheinlichkeit, dass das Medikament auch bei Ihnen nicht optimal wirkt oder Nebenwirkungen hervorruft. Angst vor Nebenwirkungen kann zum Beispiel im Nervensystem körpereigene schmerzhemmende Substanzen blockieren, sodass die Schmerzleitung und -wahrnehmung verstärkt werden.

Oder nehmen wir ein anderes Beispiel: Die Ärztin stellt Ihnen auf Ihren Wunsch hin ein Rezept für eine sechsmalige Physiotherapie gegen die Rückenschmerzen aus. Sie schaut Sie skeptisch an, zuckt mit den Schultern und sagt: „Na, dann probieren Sie das mal, vielleicht hilfts ja ..."

Wie wirkt sich das auf ihre Erwartungshaltung aus? Gehen Sie nun hoffnungsfroh zur nächsten Physiotherapiepraxis? Oder sind Sie eher skeptisch?

Oder Sie suchen im Internet nach Informationen zu Nebenwirkungen und werden fündig. Auf vielen Webseiten finden sich Berichte von Betroffenen, die über unerwünschte Wirkungen klagen. Ändert das auch Ihre Erwartungshaltung? Wie beeinflussen Sie derartige Informationen?

Hoffnung oder Erwartung?

Während ein Wunsch eher das umfasst, was man gerne hätte, aber von dem man nicht fest annimmt, dass es auch tatsächlich passiert, beziehen sich Erwartungen meist auf etwas wirklich Mögliches und Konkretes. Wenn Sie, nur zum Beispiel, davon ausgehen, dass eine einzige Spritze Ihre wochenlangen Rückenschmerzen innerhalb von Minuten für immer verschwinden lässt, ist dies eher unrealistisch, vielleicht ein hoffnungsvoller Wunsch. Erwartungen sind bewusste oder unbewusste, positive oder negative Annahmen über zukünftige Ereignisse. Sie sind sehr komplex und widersprechen sich sogar manchmal. So können Menschen durchaus gleichzeitig positive und negative Erwartungen haben. Das ist nicht weiter erstaunlich, sondern menschlich. So können Sie einer bestimmten Behandlung als Patient positiv gegenüberstehen, aber dennoch erwarten, dass es wehtun wird.

Erwartungen werden besonders durch Vorinformationen geprägt, die Sie als Patient erhalten oder selbst recherchieren. Was berichten Familienmitglieder oder gute Freunde? Was lesen Sie in der Zeitung oder im Internet? Auch das Beobachten von Therapieerfolgen oder Misserfolgen bei anderen Patienten kann die eigene Erwartung und das eigene Behandlungsergebnis beeinflussen.

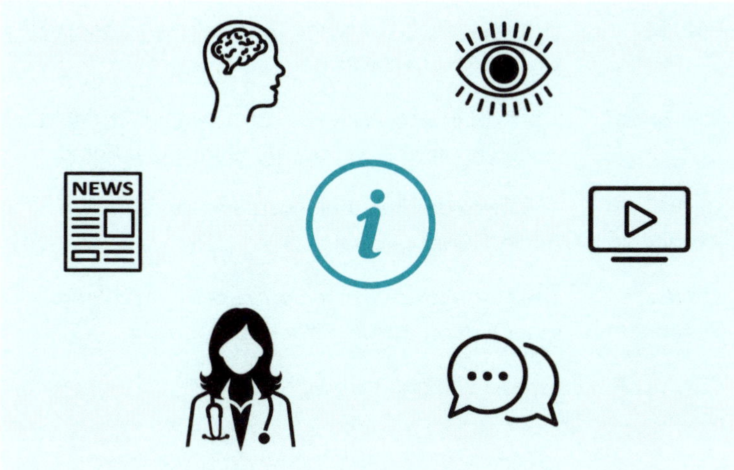

Unsere Erwartungen werden durch Informationen von Freunden, den Medien, dem Internet wie auch sozialen Netzwerken und der Kommunikation mit dem medizinischen Personal geformt. Aber auch wenn wir beobachten, wie andere Patienten eine Behandlung erleben, hat das einen Einfluss. Besonders entscheidend sind Vorerfahrungen, die man mit medizinischen Behandlungen macht.

Ebenso spielt der gesamte Behandlungskontext eine Rolle. Unter dem Begriff „Kontext" verbergen sich alle anderen Faktoren, über die wir meistens gar nicht bewusst nachdenken, oft fallen sie uns noch nicht einmal auf: Wie sieht es in der Praxis aus? Wie riecht es? Wie freundlich empfinde ich das Personal bei der Anmeldung? Habe ich das Gefühl, der Arzt hört mir zu? Wie viel Zeit hat er oder sie für mich? Welche Art von Behandlung bekomme ich eigentlich? Wie viel merke ich davon? Selbst Faktoren, die die meisten von uns als Einflussfaktoren zunächst bestreiten würden, sind aktiv. Ebenso sind Status, Geschlecht und die aktuelle Stressbelastung Puzzleteile der Erwartungsbildung. Hinzu kommt: Welche Erfahrungen habe ich in der Vergangenheit mit einer Behandlung oder einem Behandler gemacht? Auch solche Lernerfahrungen prägen unsere Erwartungen an zukünftige Therapien.

Patient	Erfahrungen, Erwartungen, Ängstlichkeit, generelle Einstellung zur Medizin
Therapeut	z. B. Ausbildung, Aussehen (z. B. weißer Arztkittel), wahrgenommene emotionale Wärme und Kompetenz
Umfeld der Behandlung	Ambiente des Behandlungsraums, Ausstattung, Farbe, Geruch, Personal
Art der Behandlung	z. B. Medikamente, eine Spritze oder ein chirurgischer Eingriff; Farbe, Form des Präparats
Kommunikation	verbale und non-verbale Kommunikation, Empathie

Faktoren, die Placebo- und Nocebo-Effekte beeinflussen können: In erster Linie sind Patient und Therapeut, vor allem die Arzt-Patienten-Kommunikation, entscheidend. Aber auch die Ausstattung der Praxis sowie die Art der Behandlung spielen eine Rolle.

Der Arzt und seine Wirkung

Unser Gehirn verknüpft die Informationen mit unseren Erinnerungen. Da trägt zum Beispiel die Ärztin die gleiche auffällige rote Brille wie die Ärztin vor zwei Jahren in der Notaufnahme, als die Rückenschmerzen unerträglich wurden. Hatte sie uns geholfen und wir haben sie als sympathisch in Erinnerung, ist es gut möglich, dass wir auch der neuen Ärztin offen und positiv gegenüberstehen. Von solchen – eigentlich unerheblichen – Details kann unsere Erwartung manchmal gesteuert sein. Ohne dass wir das bewusst wahrnehmen. Ein gutes Beispiel für eine unbewusste – in diesem Fall – nonverbale Information durch den Arzt zeigt eine interessante Studie des Mediziners Luke Chang vom Dartmouth College in den USA. Er untersuchte 2019 in einer Testreihe an 194 Freiwilligen, wie sich der Gesichtsausdruck des „Arztes" (in diesem Fall ein Universitätsmitarbeiter, der die Rolle übernahm) auf das Schmerzempfinden der Testpatienten auswirkte. Glaubten die vermeintlichen Ärzte, die den Testpatienten eine schmerzlindernde

Creme – in Wirklichkeit eine Placebo-Creme – gegen einen Hitzeschmerz auf der Haut auftrugen, selbst an die Wirksamkeit, traten bei den so Behandelten tatsächlich weniger Schmerzen auf. Die Ursache liegt wohl in kleinsten Veränderungen der Mimik und im Gesichtsausdruck. Kameras identifizierten diese minimalen Veränderungen. Auch dies sind Kontextfaktoren, die wahrscheinlich im klinischen Alltag eine Rolle spielen dürften.

Wir können selten konkret begründen, warum uns zum Beispiel ein Therapeut spontan weniger vertrauenswürdig erscheint. Wir realisieren nicht, dass es vielleicht nur der Dialekt sein mag, den wir mit unangenehmen Erinnerungen verknüpfen, die absolut gar nichts mit den aktuellen medizinischen Fragestellungen zu tun haben. Es ist aber auch möglich, dass wir erwartet haben, sehr konkrete Resultate in der Konsultation zu hören. Und wenn dies der Arzt oder die Ärztin nicht leisten kann – aus welchen Gründen auch immer –, sind wir enttäuscht. Und das ist unabhängig davon, wie berechtigt unsere Erwartungshaltung war. Das Wissen über eigene Erwartungen und wie ich mir die Arzt-Patienten-Kommunikation und ein Gespräch vorstelle, kann helfen, negative Erwartungseffekte zu mindern und positive Erwartungseffekte zu fördern. Das werden wir in den späteren Kapiteln aufgreifen. Denn es bleibt ja die Frage: Wie kann ich mir als Patient eigene Erwartungen bewusst machen und wie kann ich sie vielleicht ändern?

Was will ich wissen?

Manchen Patienten reicht es, wenn sie 30 Jahre lang gute Erfahrungen mit ihrem Hausarzt gemacht haben, und sie stellen kaum Fragen. Andere wollen viel wissen und sehr genau verstehen, was das Medikament in ihrem Körper macht, und es sich genau erklären lassen. Patienten haben oft Ängste und trauen sich nicht, Rückfragen zu stellen, wenn sie etwas nicht exakt verstanden haben. Es sind meist gerade die Patienten, die besonders davon profitieren würden, wenn der Arzt auf ihre Ängste eingehen könnte. Aber wenn er darüber nichts erfährt, ist das natürlich unmöglich.

Wieder andere Menschen vertrauen gerne auf die Erfahrung anderer. Es ist für sie hilfreich, wenn sie mit jemandem sprechen, der sagt „Mir hat das total gut geholfen“. Das schafft Vertrauen.

Man trifft als Arzt aber auch Patienten, die unsicher sind, und bereitwillig die Entscheidung dem Arzt oder der Ärztin überlassen. Unser Bedürfnis an Information, an Mitentscheidung und Übernahme von Verantwortung in therapeutischen Situationen ist nun einmal sehr unterschiedlich. Wie ist das bei Ihnen? In Kapitel 3 (siehe S. 78) wollen wir darauf noch näher eingehen.

Erfahrungen und Lernen

Es ist wichtig, eine Gruppe von Patienten besonders anzusprechen: Patienten mit chronischen Erkrankungen – mit Diabetes, Rheuma, Krebs oder chronischen Schmerzen. Sie haben zum Teil jahrelange therapeutische Erfahrungen hinter sich, leider oftmals schlechte, weil ihnen nicht sofort mit durchschlagendem Erfolg geholfen werden konnte. Für diese Patienten braucht es eine besondere Unterstützung, die die Vorerfahrungen berücksichtigt, um erneute Nocebo-Effekte vermeiden zu können. Natürlich haben wir alle Erfahrungen mit bestimmten Therapien oder Therapeuten gemacht. Meistens werden es hoffentlich positive gewesen sein. Aber wenn Patienten immer wieder enttäuscht wurden, dann ist es sehr schwer, positiv gestimmt zum nächsten Arzt zu gehen. Oftmals hören Mediziner dann in der Praxis gleich zu Beginn einer Konsultation: „Ich weiß schon, Sie werden mir vermutlich auch nicht helfen können ...“ Hier müssen Therapeuten viel Verständnis und Respekt zeigen und sich dieser Lernprozesse bei den Patienten bewusst sein.

Oftmals ist diese tiefe Resignation aber ohne psychologische Hilfe kaum aufzufangen. Heike Norda, die Vorsitzende der unabhängigen Vereinigung aktiver Schmerzpatienten in Deutschland SchmerzLOS e. V. in Neumünster, hat das sehr treffend formuliert: „Wir wünschen uns sehr, dass Patienten ernst genommen werden, denn wir spüren es genau, wenn Ärzte, Ärztinnen und Therapeuten vorurteilsfrei an die Patienten und ihre Geschichte herangehen.

Unser Wunsch ist es, dass unsere eigenen Wünsche mitberücksichtigt werden. Und Ärzte sollten gegenüber Betroffenen immer ganz offen und ehrlich realistische wie auch unrealistische Ziele besprechen. Man geht auch nach der besten Therapie nicht hundertprozentig schmerzfrei nach Hause! Das müssen Patienten wissen. Kommunikation ist der Schlüssel zum beiderseitigen Verständnis.“ Patienten- und Selbsthilfeorganisationen können gerade bei chronisch kranken Patienten eine große Unterstützung sein.

Umfassende Aufklärung im Team

Ich habe gerade erst wieder einen Patienten mit einer typischen Leidensgeschichte gesehen. Er hat seit Monaten starke Rückenschmerzen, die seine Lebensqualität einschränken und immer wieder zu Krankschreibungen führen. Er hat viele Behandlungen versucht, Tabletten und Injektionen erhalten, und nichts hat geholfen. Sein Hausarzt hat zu mehr Bewegung geraten, aber davor hat er Angst, da dies in der Vergangenheit oft zu noch mehr Rückenschmerzen geführt hat. Wir haben bei dem Patienten ein sogenanntes „multimodales Assessment" durchgeführt, in dem verschiedene Berufsgruppen, also Ärzte, Physiotherapeuten und Psychologen, den Patienten ganzheitlich untersuchen und eine individuelle Therapie empfehlen. Durch die intensive, ausführliche Untersuchung und umfassende Aufklärung im Team hat sich der Patient ernst genommen gefühlt. So war es auch möglich, ihn von der Einnahme eines Antidepressivums zu überzeugen. Wir konnten ihm erklären, dass das Medikament mehr als eine Wirkung hat und wir in seinem Fall gar keine Depression behandeln wollten. Vielmehr verstärkt das Medikament die körpereigene Schmerzhemmung des Patienten – wie eine Schmerzbremse. Das soll auch helfen, die dringend notwendige Physio- und Trainingstherapie regelmäßig durchzuführen. Der Patient konnte Zutrauen in diesen leitliniengerechten Therapieansatz finden, aber hierfür war viel Aufklärungsarbeit notwendig.

Wie wir von anderen lernen

Chronische Rückenschmerzen sind der zweithäufigste Grund für Arbeitsausfall. Millionen Menschen leiden darunter, und die Therapie ist häufig langwierig und komplex. Meist finden Therapeuten nicht die eine alles erklärende Ursache, die sich mit einem Schmerzmedikament effektiv schnell behandeln ließe. Deshalb suchen Wissenschaftler intensiv nach neuen Möglichkeiten, das Schmerzempfinden und die Wirksamkeit von Medikamenten günstig zu beeinflussen, zum Beispiel durch den Aufbau positiver eigener Behandlungserwartungen. Wie aber lässt sich die Erwartung der Patienten positiv beeinflussen?

Vier Wissenschaftlerinnen der Universität Hamburg-Eppendorf starteten 2019 ein Experiment: Rückenschmerzpatienten, die seit Monaten ein schmerzreduzierendes Medikament ohne durchschlagenden Erfolg einnahmen, wurden in die Schmerzambulanz eingeladen, um an einer Studie teilzunehmen. Die Gruppen erhielten die übliche Standardbehandlung, doch in einer Gruppe wurde zusätzlich eine Begegnung mit einem Mitpatienten mit guten Behandlungserfahrungen simuliert. Soziales Beobachtungslernen, so nennt Dr. Regine Klinger, die Studienleiterin, dieses Phänomen.

Ganz offensichtlich bildet sich dadurch beim Patienten eine eigene positive Erwartungshaltung bezüglich seiner Therapie. In der Tat ging es den Patienten 14 Tage nach der glaubhaft inszenierten Beobachtung eines vermeintlich Genesenen deutlich besser als denen in einer Kontrollgruppe. Die Patienten konnten besser laufen, eine Kiste hochheben, die Einkaufstasche tragen. „Die Funktionskapazität der Beweglichkeit nahm signifikant zu", erklärten die Psychologinnen Regine Klinger, Marie Schwartz und Laura-Marie Fischer sowie die Studienkoordinatorin Julia Stuhlreyer.

Lernen mittels Konditionierung

Wahrscheinlich haben wir alle in der Schule schon einmal von Iwan Petrowitsch Pawlow gehört. Der russische Physiologe führte 1905 Experimente mit Hunden durch, heute weltweit bekannt als

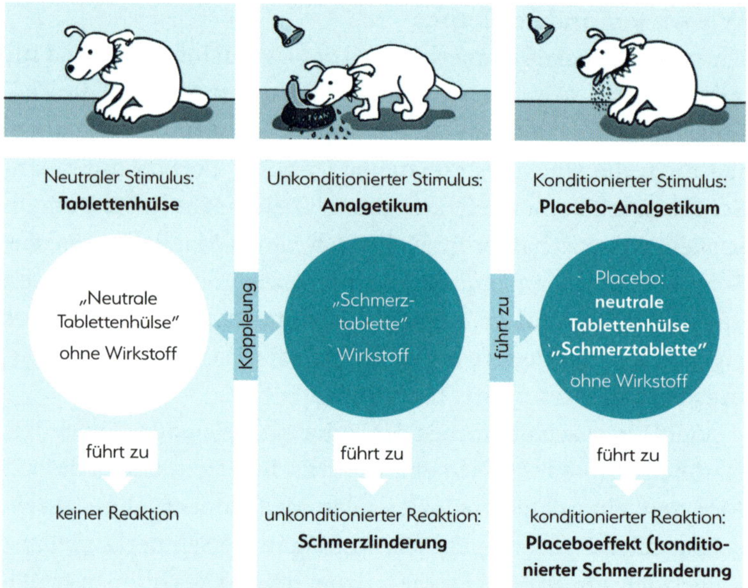

So lässt sich das dargestellte Pawlowsche Konditionierungsexperiment auf eine Situation mit Schmerztabletten übertragen: Eine neutrale weiße Tablette ohne Wirkstoff (im Pawlow-Experiment die Glocke) führt zu keiner Reaktion, also zu keiner Schmerzlinderung. Eine Schmerztablette mit Wirkstoff ist ein unkonditionierter Stimulus (im Pawlow-Experiment das Futter), der zur Schmerzlinderung führt. Werden beide gekoppelt, führt der konditionierte Reiz, die weiße Tablette, zu einem erlernten Placebo-Effekt – und damit zur Schmerzlinderung.

klassische Konditionierung. Beim Pawlow-Experiment kombinierte er einige Male die Futterausgabe für die Hunde mit einem Glockensignal: Sahen und rochen die Tiere ihr Futter, ertönte gleichzeitig die Glocke. Schon nach einigen Lernphasen genügte allein das akustische Signal und den Hunden lief – messbar – der Speichel im Maul zusammen. Die Glocke wurde zum konditionierten Stimulus und die Reaktion zum erlernten Reflex. Viele Lernprozesse, auch manche Placebo-Effekte, lassen sich durch eine Konditionierung erklären. Wissenschaftler haben diese Konditionierung für viele physiologische Parameter, die nicht der willentlichen Kontrolle und somit keiner Erwartung unterliegen, nachgewiesen.

Erhalten etwa gesunde Versuchspersonen an mehreren Tagen hintereinander während eines experimentell herbeigeführten Schmerzreizes per Infusion ein schmerzstillendes Morphin, so löst danach auch eine wirkstofffreie Kochsalzlösung eine signifikante Schmerzlinderung aus. Die experimentellen Bedingungen müssen allerdings genau gleich sein. Interessant ist, dass die Konditionierung auch funktioniert, selbst wenn diese explizit als Kontrollbedingung angekündigt wurde. Das bedeutet: Wenn man der Versuchsperson sagt, dass es sich nur um eine Kochsalzlösung handelt, die selbst keine Wirkung hat, reagiert das Schmerzsystem dennoch darauf, wenn – und das ist eine Bedingung – alles genauso aussieht und sich anfühlt, als würde man eine Morphininfusion bekommen.

Vergleichbare Effekte wurden für immunsuppressive Medikamente, die die Abwehrkräfte herabsetzen, gezeigt. Koppelt man im Experiment das Immunsuppressivum Ciclosporin A als unkonditionierten Reiz (also das Futter bei Pawlow) mit grüner Erdbeermilch als konditionierten Reiz (bei Pawlow wäre das die Glocke), führt bald die grüne Erdbeermilch zu einer spezifischen und signifikanten Hemmung verschiedener Immunfunktionen. Warum grüne Erdbeermilch? Das ist eine berechtigte Frage: Die Forschungsgruppe um den Klinischen Psychologen Prof. Manfred Schedlowski von der Universität Duisburg-Essen ging bei diesem Experiment 2012 davon aus, dass der konditionierte Stimulus neuartig und ungewöhnlich sein muss, damit die Reaktion stark ausfällt. Zum Beispiel würde einfaches klares Wasser diese Kriterien nicht erfüllen und kein Lerneffekt zustande kommen.

Das Bemerkenswerte: Solche Konditionierungen funktionieren nicht nur im Tiermodel und bei gesunden Versuchspersonen, sondern auch bei langjährig nierentransplantierten Patienten, die immunsupprimiert sind. Das bedeutet: Menschen nach Organtransplantationen müssen lebenslang Medikamente einnehmen, die ihr Immunsystem beeinflussen, damit das Organ nicht abgestoßen wird. Ein aktives Immunsystem würde das fremde Organ bekämpfen. Solche immunsupprimierenden Medikamente können – das ist sicher einleuchtend – auch unerwünschte Wirkungen haben.

Eine gelernte Immunantwort könnte bei solchen Patienten zusätzlich zur notwendigen immunsuppressiven Therapie zu einer Wirksamkeitssteigerung führen: Der Patient würde also weniger Immunsuppressiva bei gleicher Wirkung benötigen, wenn das Immunsystem es gelernt hat, dass auch der konditionierte Reiz wirkt. Noch stecken solche Ansätze in den Kinderschuhen, auch wenn ähnliche Effekte auch für andere Medikamente gezeigt werden konnten. Und auch Patienten mit Schuppenflechte (siehe S. 143) könnten bis zu 50 % weniger Cortison zur Behandlung des silbrig-schuppenden Ausschlags bei gleicher Wirkung benötigen. Erste Ergebnisse sind vielversprechend.

Wie die Medien unsere Erwartungen beeinflussen

Es ist bei uns allen der natürlichste Reflex, wenn wir etwas nicht verstehen: Wir fragen zuerst das Internet. Und das gilt auch für den medizinischen Bereich. Deshalb sind die Medien und auch die sozialen Netzwerke ein weiterer immer bedeutsamer werdender Faktor, wenn es darum geht, wie Erwartungen entstehen. Vielen von Ihnen dürfte es vielleicht gar nicht klar sein, wie sehr uns zum Beispiel die Informationen aus dem Internet oder den sozialen Medien beeinflussen. Dreiviertel aller Deutschen haben sich schon einmal gezielt über Gesundheitsthemen informiert, Frauen häufiger als Männer, in den Medien vorwiegend im Internet (Stichwort: Dr. Google). Das hat die HINTS Germany Studie von 2020 und 2022 über das Gesundheitsinformationsverhalten in Deutschland ergeben. Die Befragung hat auch gezeigt, dass das Vertrauen in die Aussagen der digitalen und Print-Medien dabei deutlich hinter den Informationen von Arzt oder Ärztin rangiert. Das liegt nicht zuletzt an der Menge, Vielfalt und auch Widersprüchlichkeit im Informationsdschungel. Man muss sich ja erst einmal im Internet zurechtfinden und die besten Informationen herausfiltern.

Gesundheitsinformationen im Internet

Zwei Drittel aller Deutschen nutzen digitale Gesundheitsangebote, für ein knappes Viertel spielen soziale Medien wie Twitter (heute X), Instagram oder Facebook bei Gesundheitsthemen eine Rolle. 62 % der Befragten googeln ihre Symptome vor einem Arztbesuch. Nach einem Arzttermin gehen 63 % nochmals ins Internet. Dann suchen sie vor allem nach möglichen Behandlungsmethoden (74 %) und zusätzlichen Informationen (68 %). Fast ein Viertel (23 %) gab an, sich nicht mehr an alle Details aus dem Arztgespräch erinnern zu können und die Lücke mithilfe des Internets schließen zu wollen. 15 % haben die Erläuterungen von Arzt oder Ärztin nicht verstanden und recherchieren deshalb im Anschluss an den Termin. Das sind Ergebnisse einer Umfrage von 2023 des Digitalverbands Bitkom. Die Bitkom-Daten bestätigen das Ergebnis einer 2018 veröffentlichten Studie der Bertelsmann-Stiftung, wonach Patienten und Patientinnen im Internet vor allem ärztliche Empfehlungen prüfen und sich über Behandlungsalternativen informieren wollen. Sie suchen im Netz aber auch den Austausch und die emotionale Unterstützung nach einer Diagnose. Im Sprechzimmer verschweigt jeder Dritte die eigenen Nachforschungen im Internet, so ein weiteres Ergebnis der Befragung.

Doch bei Informationen, die Sie im Internet finden, ist immer dann Vorsicht geboten, wenn nicht klar ist, wer der Urheber oder Absender der Informationen ist und welche Absichten er hat. Oder wenn Influencer von persönlichen Erfahrungen berichten. Wissenschaftlich abgesicherte Erkenntnisse landen nicht immer auf den ersten Suchseiten, die Google oder eine andere Suchmaschine als Ergebnis der Recherche ausspielt. Da dramatische und negative Meldungen einen höheren Aufmerksamkeitswert haben, erscheinen positive seltener vorne im Suchergebnis. Wer aber viele beängstigende, negative Berichte liest, läuft Gefahr, einen Nocebo-Effekt gleich mitgeliefert zu bekommen.

Wie schnell das geht, hat 2020 ein Experiment am Lehrstuhl für Klinische Psychologie und Psychotherapie der Universität Köln gezeigt. Für die Studie sollten Studierende im Internet fünf Minuten lang zu Symptomen ihrer individuellen Alltagsbeschwerden recherchieren. Die Probanden googelten nach Verdauungsstörungen, Erkältung oder Kopfweh. Schon nach der kurzen Zeit machten sich die meisten größere Sorgen um ihre Gesundheit, die Beschwerden erschienen ihnen weniger harmlos als zuvor.

Ab Seite 116 erläutern wir Ihnen genauer, was Sie beachten sollten, wenn Sie Gesundheitsinformationen im Internet suchen.

Nocebo-Effekt durch soziale Medien

Die Covid-19-Pandemie war ein eindrückliches Beispiel, wie sich Nocebo-Effekte über soziale Medien verbreiten. Dass Impfungen (natürlich auch die gegen Covid-19) im Rahmen der gewünschten Immunreaktion auch vorübergehende unerwünschte Begleiterscheinungen haben können, ist bekannt. Aber es stellt sich heraus, dass von solchen Nebenwirkungen wie Kopfschmerzen und Müdigkeit häufiger berichtet wird, und diese auch als stärker beschrieben werden, wenn Menschen vor ihrer Impfung negativen Meldungen von Post-Impfreaktionen in den sozialen Medien und durch persönliche soziale Kontakte ausgesetzt waren. Ben Colagiuri ist ein Forscher der Universität in Sydney in Australien, der die Rolle von Erwartungen sowie Placebo- und Nocebo-Effekten untersucht, zum Beispiel wie Warnungen über mögliche Nebenwirkungen die Häufigkeit und den Schweregrad der dann tatsächlich auftretenden Nebenwirkungen beeinflussen. „Wenn wir im Rahmen einer Studie bei einer Patientengruppe eine Placebo-Behandlung gegen Schlafstörungen starten und dabei Warnungen bezüglich der Nebenwirkungen ansprechen, dann wird diese Gruppe – im Vergleich zur Kontrollgruppe, die nur das Placebo und keine Warnungen erhielt – von mehr Nebenwirkungen berichten", bestätigt Ben Colagiuri.

In zwei Studien untersuchte er gemeinsam mit Wissenschaftlern aus Australien, den USA, Großbritannien und Dänemark den Zusammenhang zwischen Posts in den sozialen Medien, zum Beispiel bei X (früher Twitter), und den eigenen Nebenwirkungen der Covid-19-Impfung. Zunächst wurden 280 Australier retrospektiv dazu befragt. Das Ergebnis: Je mehr negative persönliche Posts die Befragten über Nebenwirkungen der Impfung auf diversen sozialen Plattformen gelesen hatten, desto stärker berichteten sie über Nebenwirkungen nach ihrer Covid-19-Impfung. Dieser Zusammenhang zeigte sich umso stärker, je ängstlicher, depressiver und gestresster sich die Befragten selbst einschätzten. Handelte es sich um eine soziale Community im Internet, die ihnen nahesteht, dann war der Effekt ebenso stärker. Und auch der Faktor, ob sie generell den sozialen Netzwerken mehr vertrauten als zum Beispiel offiziellen Regierungsverlautbarungen, spielte eine Rolle. Wem ich mehr vertraue, der nimmt stärker Einfluss auf meine Erwartungshaltung und auch auf die Ausprägung von unerwünschten Wirkungen.

In einer sogenannten prospektiven Studie wurden 551 Teilnehmer vor der Covid-19-Impfung zunächst nach ihrem Medienkonsum (Nachrichten im Vergleich zu Posts in den sozialen Medien) befragt und welche Informationen sie in der persönlichen Kommunikation im Bekanntenkreis erhielten. Nach der Impfung wurden sie zu den aufgetretenen unerwünschten Wirkungen wie Müdigkeit, Fieber und Gliederschmerzen befragt. Das Ergebnis hier: Die Anzahl der angesehenen negativen Posts in sozialen Netzwerken und negative Informationen im persönlichen Umfeld erhöhten zunächst die negativen Erwartungen in Bezug auf Impfnebenwirkungen und nach der zweiten Befragung stellte sich heraus, dass diejenigen auch stärkere und häufigere Nebenwirkungen spürten. „Dies lässt vermuten, dass das, was wir von anderen über soziale Netzwerke hören und sehen, die Macht hat, unsere eigene Reaktion zu beeinflussen – und zwar über Nocebo-Effekte“, erklärt der australische Psychologe Ben Colagiuri.

Naturheilkunde, Akupunktur und Homöopathie

Bei naturheilkundlichen Verfahren wie Blutegeltherapie, Heilpflanzen, Fasten, Meditation und Yoga könnte der Placebo-Effekt bis zu etwa 50 % betragen. Dies schätzt Prof. Andreas Michalsen, Chefarzt der Abteilung Naturheilkunde am Immanuel Krankenhaus in Berlin.

Spezifische Effekte bei naturheilkundlichen Ansätzen sind vielfach belegt, zum Beispiel durch zahlreiche effektive Wirkstoffe von Heilpflanzen, ebenso wie die etwa 20 Enzyme im Speichel des Blutegels, die Entzündungen bekämpfen und die Blutgerinnung hemmen. Zusätzlich greift hier aber auch die Erwartung des Patienten und der Patientin, ebenso wie auch bei konventionellen Therapien der Schulmedizin. Wissenschaftliche Studien sind in dem naturheilkundlichen Bereich allerdings noch schwieriger zu konzipieren als in der Schulmedizin. Wie sähe ein Yoga-Placebo aus? Wie eine Schein-Meditation?

Bei der Akupunktur allerdings ist dies möglich. Deutsche Studiengruppen aus Bochum, Essen, Heidelberg und Marburg untersuchten ab 2002 die Wirkung von echter Akupunktur (Verum-Akupunktur), Schein-Akupunktur und konventioneller Therapie bei chronischen Rückenschmerzen, Knieschmerzen, Spannungskopfschmerz und Migräne. Dies geschah im Rahmen der weltweit größten Akupunkturstudien, genannt GERAC (German Acupuncture Trials). Im Jahr 2000 hatte der Bundesausschuss der Ärzte und Krankenkassen beschlossen, dass die gesetzlichen Krankenkassen die Akupunktur nur noch im Rahmen von Modellvorhaben bei bestimmten Indikationen bezuschussen dürfen. Die gesetzlichen Krankenkassen bezahlten dann diese klinischen Therapiestudien. 3600 Patienten wurden behandelt: Es wurde unterschieden zwischen der echten Akupunktur nach den Regeln der Traditionellen Chinesischen Medizin (TCM), der Schein-Akupunktur an Nicht-Akupunktur-Punkten oder einer etablierten Standardtherapie. Das Ergebnis nach sechs Monaten: Beide, die echte und die Schein-Akupunktur waren der Standardtherapie überlegen. Es fanden sich keine oder nur geringe Unterschiede zwischen einer echten und einer Schein-Akupunktur. Das bedeutet, dass zwar die spezifischen Anteile der Akupunktur gering sind, der Placebo-Effekt aber so groß ist, dass er sogar einer leitliniengerechten Vergleichstherapie überlegen war. Jedenfalls für Patienten, die für die Akupunktur aufgeschlossen waren.

Homöopathie nutzt Kommunikationseffekte

Viele Menschen vertrauen auf die Heilkraft von Globuli und homöopathischen Tropfen. Dagegen ist nichts zu sagen. Persönliche Anekdoten, wie gut die Globuli geholfen haben, existieren zuhauf. Allerdings gibt es kaum Studien, die auf einer wissenschaftlich anerkannten Methodik basieren, die einen Wirksamkeitsbeweis erbringen. Zwei große Untersuchungen, die viele einzelne Studien analysiert haben, fanden 2015 und 2018 bei homöopathischen Behandlungsansätzen keinen Effekt, der größer als der Placebo-Effekt war. Auch deshalb regte der Gesundheitsminister Karl Lauterbach im Januar 2024 an, die Homöopathie als Kassenleistung zu streichen.

So liegt die Vermutung nahe, dass bei homöopathischen Anwendungen der Placebo-Effekt ein wesentlicher Faktor bei der Besserung der Symptomatik ist.

Eine positive Erwartungshaltung gegenüber den homöopathischen Tropfen oder Globuli ist häufig bei Patienten allein deshalb gegeben, weil man sich dem Konzept der Selbstheilung vielleicht stärker verbunden fühlt als einer pharmakologisch wirksamen Substanz. Umfragen belegen, dass zwischen 55 und 70 % der deutschen Bevölkerung der Homöopathie gegenüber aufgeschlossen sind. Mit der Homöopathie werden Begriffe wie „Natürlichkeit", „ganzheitliche Therapie" und „sanfte Mittel" assoziiert.

Eine starke positive Erwartungshaltung wird auch durch den Heilpraktiker selbst induziert. Er geht auf den Patienten individuell ein, erklärt das Wirkprinzip und nimmt sich wahrscheinlich mehr Zeit, als es ein Hausarzt vermag. Umfragen bestätigen, dass bei der ersten Konsultation in der Homöopathie zwischen 60 und 180 Minuten veranschlagt werden. Samuel Hahnemann, der Begründer der Homöopathie selbst, riet seinen Studenten, die Patienten so lange reden zu lassen, wie es ihnen ein Bedürfnis ist. Hier stehen also Aspekte von Empathie, Vertrauen und einer sehr persönlichen Kommunikation im Vordergrund.

Im Gespräch wird sogar auf eine Verschlimmerung der Symptome unter der Therapie vorbereitet und diese in den Erwartungshorizont aufgenommen: Therapeuten sprechen von der Erstverschlechterung. Somit wird eine Verschlechterung der Symptomatik trotz „Therapie“ das Vertrauen in die Behandlung nicht erschüttern. Es wird vielmehr erwartet, dass homöopathische Mittel nicht sofort – wie zum Beispiel ein herkömmliches Schmerzmittel – wirken müssen, sondern eine Art Selbstheilung in Gang setzen. Die Erwartungshaltung der Patienten passt sich also diesem Konzept an. Dies ähnelt einer wirksamen Kommunikationsstrategie zur Reduktion des Nocebo-Effekts: Hier werden Nebenwirkungen positiv als „Onset Sensations“ beschrieben, also als Signale dafür, dass das Medikament zu wirken beginnt.

Selbst wenn Patienten wissen, dass in homöopathischen Präparaten keinerlei Wirksubstanz enthalten ist, kann der Placebo-Effekt hier dennoch greifen. Dies zeigt die Placebo-Forschung in Studien mit Open-Label-Placebos (siehe S. 71).

Prinzip Homöopathie

Der deutsche Arzt Samuel Hahnemann (1755–1843) legte die Grundsätze fest: das Ähnlichkeitsprinzip und die Potenzierung. Zum Beispiel wird das homöopathische Mittel Belladonna aus der Schwarzen Tollkirsche gewonnen, die in unverarbeiteter Form giftig ist und Symptome wie Fieber, Krämpfe und Schmerzen auslöst. Und deshalb wird Belladonna auch bei genau diesen Symptomen (z. B. Fieber, Kopf-, Ohren- und Zahnschmerzen, Magen-Darm-Krämpfe) in der potenzierten homöopathischen Darreichungsform eingesetzt.

Dabei wurde der Wirkstoff immer weiter derart verdünnt (dabei wurde die Wirksubstanz mit der Trägersubstanz, z. B. Wasser oder Alkohol, geschüttelt), dass kaum ein Molekül oder gar nichts mehr nachweisbar ist. Es soll sich dabei um eine „Dynamisierung" der Trägersubstanz handeln, bei der nur noch die „Information" des Wirkstoffs übrig bleibt. Physiologisch fehlt dadurch die Erklärungsbasis für eine heilende Wirkung.
Welcher Patient mit welchen Symptomen welches homöopathische Mittel erhält, ist sehr uneinheitlich, zugrunde liegt eine individuelle Diagnostik durch den Homöopathen. Dadurch erhalten selten zwei Patienten mit Kopfschmerzen die identischen Globuli in identischer Potenzierung.

Der 2024 publizierte Fachartikel in „Frontiers in Psychology" von Dr. Marcel Wilhelm, Psychologischer Psychotherapeut und wissenschaftlicher Mitarbeiter der Arbeitsgruppe Klinische Psychologie und Psychotherapie der Philipps-Universität Marburg, sowie Prof. Winfried Rief zeigt auf, was die Homöopathie in vielen Fällen erfolgreich macht. Die Erkenntnisse aus der Placebo-Forschung lassen uns besser verstehen, warum so viele Menschen positive Erfahrungen mit der Homöopathie machen. Das Fazit: Es sind die Wirksamkeit der Kommunikation und Zuwendung des empathischen, spürbar interessierten Behandlers, die starken Rituale und die Erwartung der Patienten, die helfen. Wenn wir also aus der Homöopathiedebatte etwas lernen können, dann ist es, wie wir generell die Behandlung und therapeutische Begegnungen gestalten sollten. Und zwar am besten in Kombination mit Behandlungen, die für sich selbst wirksam sind. Denn Kommunikation und Erwartungen wirken nicht nur bei Homöopathie, sondern ebenso bei leitliniengerechten und wissenschaftlich gesicherten Therapien.

Was geschieht bei Erwartungseffekten in Gehirn und Körper?

„Erwartung ist die Wurzel allen Kummers."

WILLIAM SHAKESPEARE

Dass neben der Arznei noch etwas anderes wirkt, ist eine jahrtausendalte Erkenntnis. Am Anfang des Buches haben wir Ihnen versprochen, dass Sie über die Forschung und die Erkenntnisse der Placebo-Forschung staunen werden: Wie kann allein meine Befürchtung, Schmerzen zu erleiden, dazu führen, dass ich diese auch wirklich spüre? Welche Mechanismen stecken dahinter? Wie läuft das biochemisch und physiologisch im Gehirn und Körper ab? Wie funktioniert dieser Erwartungseffekt?

Dies wollen wir in diesem Kapitel erklären – soweit wir es bis zum Jahr 2025 wissen. Es ist sicher, dass die nächsten zehn Jahre einen weiteren Aufschwung in diesem erstaunlichen Bereich der Wissenschaft erleben werden. Doch zunächst ein kleiner Rückblick in die Anfänge der Medizin, der zeigt, woher dieser Forschungszweig kommt.

Die Erforschung des Placebo-Effekts in der Medizin

In sogenannten einfachen archaischen Gesellschaftsstrukturen und bei den meisten indigenen Völkern waren Krankheiten göttliche Strafen oder das Werk von Hexen oder bösen Zauberern. Die Behandlung erfolgte durch Medizinmänner oder Schamanen, die magische oder religiöse Riten beherrschten. Kranke und Behandler glaubten fest an die Wirkung der respekteinflößenden Rituale, die neben begrenzt wirksamen Arzneien aus der Natur zum Einsatz kamen – und bestenfalls die Selbstheilungskräfte aktivierten. So basierte die frühe „Medizin“ stark auf Ritualen und damit verbundenen Erwartungen.

Der Begriff „Placebo“ tauchte erstmals im Spätmittelalter, zwischen 1250 bis 1500 n. Chr., als Bezeichnung für Trauergäste auf, die Verstorbene gegen Bezahlung wohlwollend beklagten. Darin steckte bereits eine „So tun, als ob“-Bedeutung. In einem medizinischen Wörterbuch erschien der Begriff erstmals um 1800 n. Chr. als Bezeichnung für ein als Arznei verabreichtes Mittel ohne Wirkstoff.

Was mit Beobachtungen in der medizinischen Praxis begann, ist zu einem intensiven Forschungszweig geworden, der zunehmend entschlüsselt, wie der Placebo-Effekt zustande kommt und funktioniert. Als wissenschaftliche Disziplin ist die Placebo-Forschung – oder vielleicht besser: die Erforschung des Behandlungserwartungseffekts – sehr jung, ihr Inhalt ist jedoch so alt wie die Medizin selbst. Die Geschichte beginnt vermutlich schon mit den ersten Heilversuchen der Menschheit.

Placebo-Effekte in der Antike

Den Begriff „Placebo" kannten die Mediziner der Antike nicht, den Placebo-Effekt aber sehr wohl. So beschrieb der **Philosoph Platon** (428–348 v. Chr.), ein Befürworter der ganzheitlichen Medizin, dass ein Heilkraut gegen Kopfschmerzen nur dann wirken könne, wenn es in Verbindung mit einem entsprechenden Spruch verabreicht würde. Bleibe dieser aus, sei auch das Blatt nutzlos. Erst die Kombination mit dem Spruch würde die volle Kraft des Heilkrautes entfalten.

Der berühmte Mediziner Galen von Pergamon (129–216 n. Chr.) schrieb im 2. Jahrhundert, dass er größere Behandlungserfolge bei Kranken habe, die von ihrer Genesung überzeugt seien. Und er erachtete das Vertrauen eines Patienten in die Arzneien und in den Arzt als wichtiger als die verabreichten Wirkstoffe an sich.

Der Schweizer Arzt, Naturphilosoph und Alchimist Paracelsus (1493–1541 n. Chr.) sagte mehr als tausend Jahre später: „Aber ihr sollt wissen, dass die Wirkung des Willens für die Arznei von großer Bedeutung ist."

Mit der Aufklärung setzte die Forschung ein

Der schottische Arzt William Cullen gilt als Schöpfer des Wortes Placebo im medizinischen Kontext. Im späten 18. Jahrhundert verabreichte er aussichtslos erkrankten Patienten Senfpulver. Die Salbe hielt er zwar für wirkungslos in Bezug auf die Erkrankung, einem Schwerkranken mit einer vermeintlichen Medizin Hoffnung zu geben, dagegen für seine ärztliche Pflicht. Die Therapiemöglichkeiten waren ohnehin begrenzt, für viele Krankheiten stand damals kein effektives Heilmittel zur Verfügung.

Um die Wende vom 18. zum 19. Jahrhundert herum wurden die ersten Untersuchungen durchgeführt, die man im weitesten Sinn als placebokontrolliert bezeichnen kann. Sie sollten vor allem medizinische Scharlatane überführen. So etwa ein Experiment im Auftrag des französischen Königs, an dem der Forscher und spätere Staatsmann Benjamin Franklin teilnahm. Es konnte nachweisen, dass der Erfolg des populären „Mesmerismus" oder „animalischen Magnetismus" allein auf Ritualen beruht: magnetisiertes Wasser, beruhigende Klänge, Weihrauch und Magnete. Bei der Methode des deutschen Arztes Franz Anton Mesmer, der seine Behandlungen oft in ein lavendelfarbenes Seidengewand gekleidet und in goldenen Hausschuhen durchführte, sollte ein „Mesmerist" auch aus der Ferne das unspezifische „Fluid" (die Flüssigkeit) im Körper des Patienten positiv verändern können. Zur Überprüfung der Methode wurde der Behandler hinter einem Vorhang verborgen. Tatsächlich spürte der Kranke eine Besserung – allerdings auch dann, wenn hinter dem Vorhang niemand war. Wirksam war offensichtlich nur der Glaube an die Wirkung.

Kochsalzlösung als Morphiumersatz

Der amerikanische Arzt Henry Beecher leitete im Zweiten Weltkrieg ein Lazarett für verwundete US-Soldaten. Als dort das schmerzbetäubende Morphium ausging, verabreichte er den leidenden Männern stattdessen Kochsalzlösung, welche diese aber für Morphium hielten. Was eigentlich ein Akt der Verzweiflung war, zeigte verblüffende Wirkung: Fast die Hälfte der Verwundeten, die Kochsalzlösung bekommen hatten, bestätigte, dass ihre Schmerzen nachgelassen hätten oder gar verschwunden seien.

Die Erfahrung mit der wirkungsvollen, dabei doch wirkstofflosen Kochsalzlösung ließ den Mediziner an der Harvard Medical School tiefer in die Placebo-Erforschung einsteigen. 1955 erschien im internationalen Ärzteblatt JAMA (The Journal of the American Medical Association) sein Manuskript „The Powerful Placebo". Sein Verdienst ist es, die systematische Auseinandersetzung mit dem Phänomen des Placebo-Effekts angestoßen zu haben. Allerdings fällt ein Schatten auf die moralische Integrität des ehemaligen Harvard-Professors, weil es Hinweise gibt, dass er im Nachkriegsdeutschland mit der CIA an fragwürdigen Experimenten beteiligt war.

Die moderne Wissenschaft des 20. und 21. Jahrhunderts

Mit Beginn des 20. Jahrhunderts nahm die Bedeutung dessen, was wir heute unter Placebo-Behandlung verstehen, zum Glück deutlich ab, vor allem weil Ärzte zunehmend auf effektive pharmakologische Wirkstoffe zurückgreifen konnten. Außerdem hatte sich die heute widerlegte Einschätzung durchgesetzt, dass Placebos nur gegen „eingebildete" Beschwerden helfen könnten, während „echte" Krankheiten „echte" Therapien erforderten.

Zugleich gewannen Placebos zunehmend Bedeutung als Kontrolle in klinischen Studien zur Prüfung der Wirksamkeit von Arzneimitteln. Mitte des 20. Jahrhunderts wurden placebokontrollierte Studien zum Standard in der klinischen Forschung.

Es gibt aber auch sogenannte Placebo-Kontrollen in Studien zu Operationen, Psychotherapie oder Akupunktur, um den Erfolg einer echten Behandlung von Placebo-Effekten abzugrenzen. Dies geschieht aber immer nur mit expliziter Zustimmung der Beteiligten. Diese Prüfungen sind nahezu für alle Therapien notwendig.

Lassen Sie uns das mal konkret durchdenken. Niemand würde eine placebokontrollierte Studie fordern, um zu beweisen, dass ein Fallschirm den Aufprall des Körpers auf der Erde nach dem Sprung aus einem Flugzeug verhindert. Bei vielen anderen Maßnahmen ist eine Wirkung wie die des Fallschirms jedoch nicht so eindeutig und offensichtlich. Nehmen wir an, eine Pharmafirma hat eine Substanz entdeckt, die schmerzlindernd wirken könnte. Anhand von Theorien ist der Mechanismus, über den die Wirkung der Substanz abläuft, sehr gut erklärbar. In tierexperimentellen Untersuchungen hat sich dies bestätigt, ebenso wie in einer Studie an gesunden Probanden. Das sind die sogenannten präklinischen Daten. Dann erfolgt der entscheidende Schritt: Die Substanz muss als Medikament auch bei Patienten den Schmerz effektiver lindern als ein Medikament ohne Wirkstoff, also ein Placebo. Das sind dann klinische Prüfungen. Der Wirksamkeitsnachweis gegenüber Placebos, d.h., dass die Arznei besser wirkt als ein Placebo, ist die Basis der evidenzbasierten Medizin, die sich auf Belege (Evidenzen) stützt und nicht allein auf Meinungen und Erfahrungen.

Um den Placebo-Effekt (und auch den Nocebo-Effekt) aber noch besser zu verstehen, werden auch Placebo-Studien durchgeführt. Typischerweise werden in den Studien zum Placebo-Effekt Placebo-Medikamente verabreicht. Dies kann zum Beispiel eine Tablette oder eine Infusion ohne jeglichen pharmakologischen Wirkstoff sein. Dabei wird dann aber an erster Stelle der Einfluss von Erwartungen geprüft, die systematisch verändert werden. Man könnte zum Beispiel bei der Prüfung, ob ein Medikament wirkt, vorab den Personen versichern, dass das Mittel sich in früheren Untersuchungen äußerst effektiv gezeigt habe und bestens wirke. So lassen sich positive Erwartungen herbeiführen. Oder aber man lässt die Personen vorab wissen, dass es durchaus Zweifel an der Wirksamkeit gäbe, um negative Erwartungen zu vermitteln. Wirkt das identische Medikament einmal besser und einmal schlechter, bedeutet dies, dass Erwartungen die Wirksamkeit beeinflussen können. Wir werden Ihnen auf den folgenden Seiten viele solche Studien vorstellen. Ganz wichtig ist es, nochmals zu betonen, dass solche Forschung immer nur mit Einwilligung der Testpersonen und Patienten stattfindet.

Schmerzlindernder Effekt wird verdoppelt

Seit den 70er-Jahren des letzten Jahrhunderts mehren sich die Hinweise, dass Placebo-Effekte mit (neuro-)biologischen und physiologischen Prozessen in Gehirn und Körper einhergehen, zum Beispiel mit der Ausschüttung von körpereigenen Opioiden bei der Schmerzlinderung durch positive Erwartung. Diese vom Körper produzierten Opioide können Schmerzrezeptoren in unserem Körper hemmen. Was auch gezeigt wurde: Substanzen, die diese körpereigenen schmerzreduzierenden Stoffe hemmen, können die Placebo-Wirkung stoppen. Das war ein erster Nachweis für einen möglichen neurobiologischen Mechanismus von Placebo-Effekten, die sich in der Folge zu einem Thema der Forschung entwickelten. Dazu ab Seite 67 mehr.

Wichtig ist, dass Placebo-Effekte zu klinisch relevanten Verbesserungen von Symptomen und der Wirkung von Schmerzmitteln führen können. Sehr eindrucksvoll konnte dies zum Beispiel für das hochwirksame Schmerzmittel Remifentanil gezeigt werden: Eine positive Behandlungserwartung hat den schmerzlindernden Effekt verdoppelt, während eine negative Erwartung, gepaart mit der Sorge, der Schmerz könnte schlimmer werden, dafür gesorgt hat, dass dieses hochwirksame Medikament seine Wirkung verlor.

Dies ist eine der anschaulichsten Studien, deshalb wollen wir sie hier genauer beschreiben. Die Studie von 2011 ist ein Experiment mit dem potenten Schmerzmittel Remifentanil, ein kurzzeitig wirksames starkes Opioid – also ein Schmerzhemmer. Gesunden Probanden, also keinen Patienten, wurde es unter verschiedenen Bedingungen verabreicht.

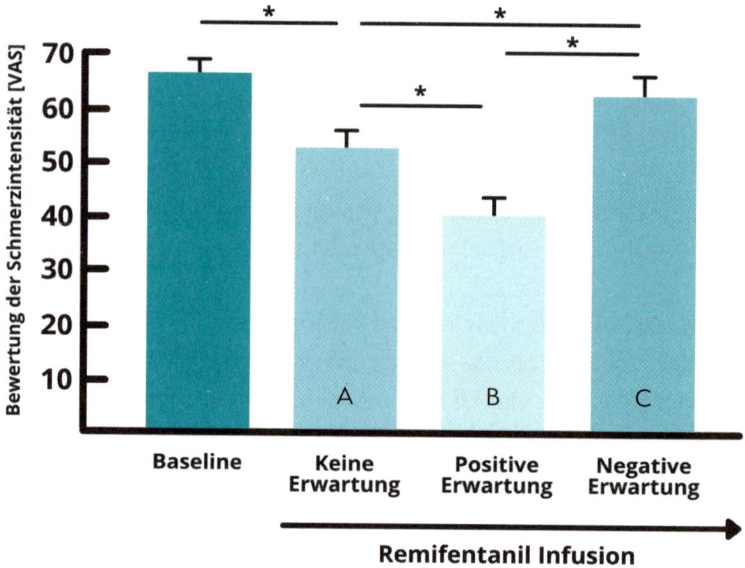

*Sternchen zeigen signifikante Unterschiede an

Die Erwartung beeinflusst die schmerzhemmende Wirkung von Remifentanil bei Hitzeschmerzreizen an Probanden. Der schmerzlindernde Effekt bei einer verdeckten Infusion, ohne dass der Proband informiert wurde, ist eher moderat (A). Es bestand keine Erwartung, weil der Proband gar nicht wusste, ob er ein Schmerzmittel bekam oder nicht. Er spürt den schmerzenden Hitzereiz auf der Haut. Wenn der Proband über die Gabe des Schmerzmedikaments informiert ist, wirkt die Schmerzhemmung stärker (B). Lässt man den Probanden im Glauben, dass die Infusion des Schmerzmittels gestoppt sei, er das Remifentanil aber sozusagen verdeckt weiterhin bekommt, erwartet er eine stärkere Schmerzempfindlichkeit. Er weiß nicht, dass er per Infusion das Schmerzmittel erhält. Die schmerzlindernde Wirkung des Mittels wird durch die negative Erwartungshaltung nahezu aufgehoben (C).

© SFB/TRR 289, adaptiert nach Bingel et al. 2011

Aber der Reihe nach: Die Probanden erhielten am Unterarm einen experimentellen Hitzereiz mit einer Thermode. Das ist eine Wärmeplatte, die die Enden von Nervenfasern in der Haut stimuliert. Diese Informationen leiten die Nervenfasern an das Gehirn weiter, und die Probanden nehmen einen schmerzhaften Reiz wahr. Gleichzeitig erhielten sie als Infusion Remifentanil. Zusätzlich wurden bei ihnen unterschiedliche Erwartungshaltungen hervorgerufen und getestet:

1. Der Versuchsleiter sagte gar nichts zum Thema „Schmerzlinderung“ (keine Erwartung). Die Probanden waren also nicht informiert, ob sie das Schmerzmittel und damit die schmerzhemmende Wirkung erhielten. Das nennen Wissenschaftler eine „verdeckte Gabe“.
2. Der Versuchsleiter sagte den Probanden, sie würden ein schmerzstillendes Mittel erhalten (positive Erwartung).
3. Man sagte den Versuchsteilnehmern, dass sie kein Schmerzmittel bekommen würden und dass dies vorübergehend Schmerzen verstärken könne (negative Erwartung). Aber tatsächlich erhielten sie das sehr wirksame Remifentanil. Man ließ den Probanden im Glauben, dass die Infusion des Schmerzmittels gestoppt sei. Daraufhin erwartete er natürlich eine stärkere Schmerzempfindlichkeit bei dem Hitzereiz am Unterarm.

Die schmerzlindernden Effekte wurden unter allen drei Bedingungen dokumentiert.

Das erstaunliche Ergebnis war nun: Die positive Erwartung verdoppelt den schmerzlindernden Effekt, die negative Erwartung hebt die Wirksamkeit des potenten Medikaments fast auf. Dass die Behandlungserwartung ein starker Modulator von schmerztherapeutischen Behandlungen ist, wurde später vielfach für verschiedenste Gruppen von Patienten mit akuten oder chronischen Schmerzen nachgewiesen.

Die Mechanismen hinter Erwartungseffekten

Etwa Anfang der 2000er-Jahre gewann die Erforschung der Placebo- und Nocebo-Effekte eine große Dynamik. Das lag auch daran, dass neue bildgebende Verfahren entwickelt wurden, die die Hirnaktivität sichtbar machen können. Mit der Positronen-Emissions-Tomografie (PET) oder der funktionellen Magnetresonanztomografie (fMRT) kann man quasi dem Gehirn beim Arbeiten zuschauen. Es handelt sich um Untersuchungsmethoden, die schichtweise Bilddaten von Organen oder Gewebestrukturen liefern. Beim fMRT zeigt sich die Aktivität der Gehirnstrukturen, wenn sich die magnetischen Eigenschaften von Blutbestandteilen durch den Sauerstoffverbrauch ändern: je aktiver, desto höher der Sauerstoffverbrauch.

Je nachdem ob wir eine schwere Rechenaufgabe lösen, beruhigende Musik hören, uns Sorgen machen, Angst haben oder fröhlich sind, „leuchten" unterschiedliche Areale und Netzwerke des Gehirns auf den Bildern auf. Das bedeutet: Sie sind aktiv.

Und so gelang dann auch der Nachweis, dass bestimmte Gehirnareale durch die Gabe von Placebos stärker bzw. weniger stark aktiviert werden.

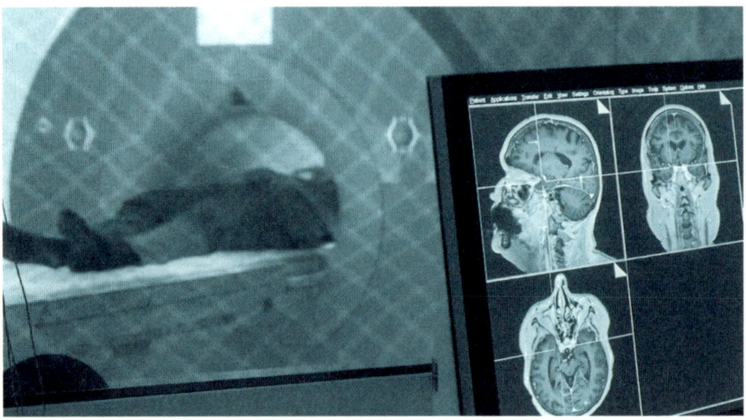

Mit der Magnetresonanztomografie (MRT) entstehen schichtweise Bilder von den Strukturen des Gehirns.

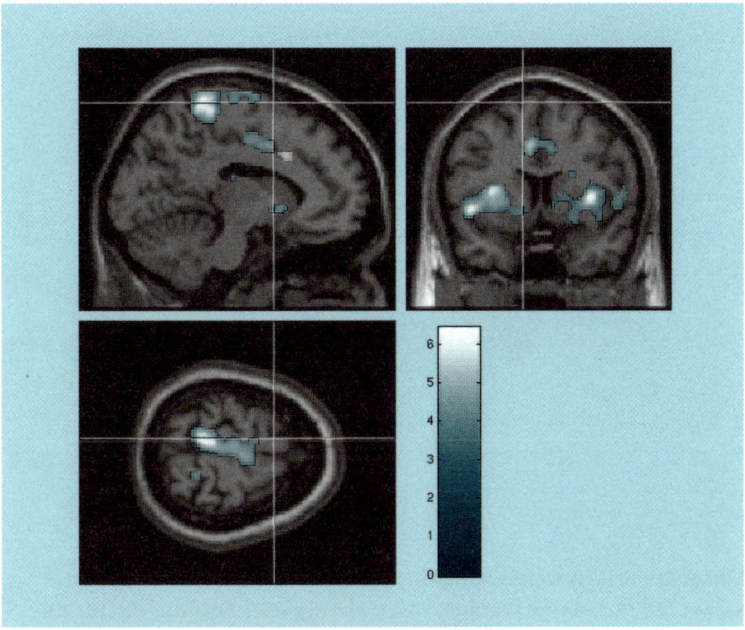

In fMRT-Aufnahmen kann die Aktivität von Gehirnarealen sichtbar gemacht werden. Hier am Beispiel der Schmerzverarbeitung.

Die Nutzung der PET erlaubt zusätzlich, auch bestimmte Botenstoffe (Neurotransmitter) sichtbar zu machen: So konnte man sehen, dass während der Schmerzlinderung durch Placebos tatsächlich körpereigene Schmerzhemmer (Opioide) ausgeschüttet werden. Dies ist ein Nachweis für den neurobiologischen Mechanismus hinter dem Placebo-Effekt.

Placebo-Effekte sind weder eingebildet noch ausschließlich auf der psychologischen Ebene zu beschreiben. Im Gehirn löst die Erwartung von Besserung oder Heilung eine komplexe neurobiologische Reaktionskette aus. So schüttet das Gehirn etwa schmerzlindernde Opioide aus, wenn der Patient vermeintlich ein Schmerzmittel bekommen hat. Und dies lässt sich auch nachweisen.

Welche Areale im Gehirn und welche Botenstoffe des zentralen Nervensystems vor allem beteiligt sind, erfahren Sie auf den folgenden Seiten.

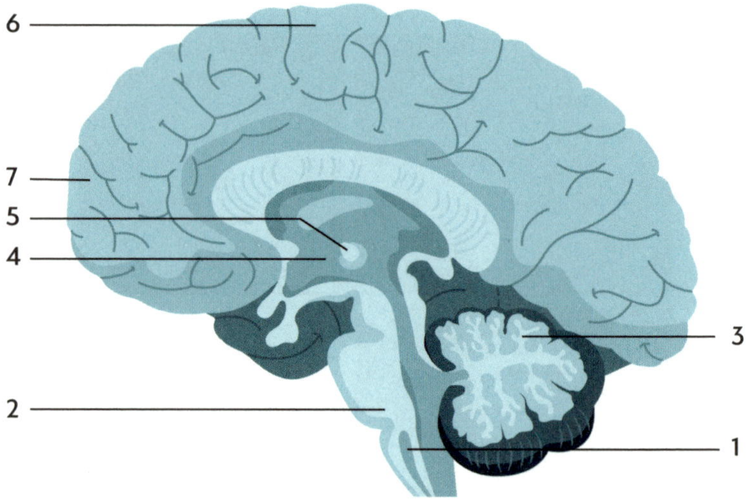

Unser Gehirn ist bemerkenswert komplex. In diesem Schaubild sehen Sie nur einige wenige, aber wichtige Strukturen, die für die Verarbeitung von Erwartungen relevant sind.

1. Das Rückenmark sendet Informationen über das periphere Nervensystem in den Körper und auch Informationen, wie z. B. einen Schmerzreiz am Bein, zum Gehirn zurück.
2. Der Hirnstamm ist die Verbindung zwischen Gehirn und Rückenmark und kontrolliert Atmung, Herzschlag und allgemein den Wachheitsgrad des Gehirns.
3. Das Kleinhirn koordiniert vor allem Bewegungen, scheint aber spannenderweise auch an kognitiven Prozessen beteiligt zu sein.
4. In der Mitte des Gehirns liegt der Thalamus als eine Art Zentralvermittlung. Alle Signale von den Sinnesorganen passieren diese Filterstation auf dem Weg in die höheren Zentren des Großhirns (Cortex).
5. Der Hypothalamus gehört zum limbischen System und steuert unseren Hormonhaushalt maßgeblich, ebenso ist er das Befehlszentrum des vegetativen Nervensystems, das unabhängig von unserem Willen z. B. den Herzschlag steuert. Insgesamt werden im limbischen System die Sinneseindrücke emotional bewertet und verarbeitet. Hier entstehen Angst, Wut, Freude.

6. **Die Hirnrinde (Cortex) ist nur wenige Millimeter dick, enthält aber etwa 70 % aller Nervenzellen. Hier finden größtenteils alle höheren Hirnfunktionen statt.**
7. **Der präfrontale Cortex nimmt einen großen Teil der vorderen Großhirnrinde ein, direkt hinter unserer Stirn. Wenn wir nachdenken, Entscheidungen treffen, Erwartungen haben und handeln, geschieht dies alles vor allem hier.**

Unsere Steuerzentrale

Unser Gehirn ist die komplexeste Ansammlung von Materie auf dieser Erde. Es macht nur 2 % unseres Körpergewichts aus, verbraucht aber 20 % des von unserem Körper im Ruhezustand aufgenommenen Sauerstoffs. Während die meisten Organe mehrere Energiequellen wie Zucker, Eiweiße oder Fette verwerten, ernährt sich unser Gehirn nur von Glukose, also Traubenzucker. Die Nervenzellen des menschlichen Gehirns bieten, einzeln betrachtet, das Basisgerüst für unsere Fähigkeiten zu denken, zu fühlen, zu lernen oder sich zu erinnern, wobei die faserigen Zellen eines einzelnen Gehirns alle aneinandergereiht eine Strecke von einer Million Kilometer ergäben.

Aber: Das Geheimnis in unserer großen Lernfähigkeit liegt in der Vernetzung und der Kommunikation der Zellen untereinander. Die verschiedenen Gehirnteile sind teilweise für spezielle Aufgaben zuständig, aber sie sind eng miteinander verbunden. Eine einzige Nervenzelle kann mit bis zu 25.000 anderen – zum Teil weit entfernten Nervenzellen – verbunden sein. Sie kommunizieren untereinander mithilfe elektrischer und chemischer Signale. Von diesen chemischen Signalen, den sogenannten Neurotransmittern, werden Sie später noch einiges lesen (siehe S. 64, 70), wenn wir erklären, wie eine Erwartungshaltung in eine spürbare körperliche Reaktion übersetzt wird. Unser Gehirn steuert über lange Nervenfasern und Hormone auch viele andere körperliche Funktionen, zum Beispiel wie schmerzempfindlich wir sind oder ob wir einem Juckreiz auf der Haut nachgeben. Auch die Funktionen der inneren Organe und deren Wahrnehmung (z. B.

Bauchschmerzen) sind so mit dem Gehirn und damit mit Placebo- und Nocebo-Effekten verknüpft. Sie ahnen wahrscheinlich, dass das alles sehr komplex ist – und auch wir Wissenschaftler bislang nicht jedes Detail verstehen.

Uns Forschern geht es dabei nicht nur um den reinen Erkenntnisgewinn, sondern auch um die Anwendung dieses Wissens. Dabei sind die übergeordneten Fragen:

- Wie können wir Erwartungseffekte zum Wohle der Patienten nutzen?
- Wie kann man Placebo-Effekte so nutzen, dass Arzneien ihr ganzes Potenzial entfalten?
- Wie können Ärzte über Kommunikation, Information und ein gutes Erwartungsmanagement ihren Patienten so zur Seite stehen, dass deren Therapie besser verläuft?
- Warum sprechen manche Patienten gut auf Placebos an, andere dagegen gar nicht?
- Welche Rolle spielen kulturelle und soziale Faktoren?

Insgesamt widmen sich viele Hundert Wissenschaftler und Wissenschaftlerinnen weltweit intensiv der Erforschung von Erwartungseffekten.

Exzellente Forschung in Deutschland

Der überregionale, von der Deutschen Forschungsgemeinschaft geförderte Sonderforschungsbereich (SFB/Transregio 289) „Treatment Expectation" (Behandlungserwartung) untersucht seit dem Jahr 2020 mit einem interdisziplinären Team an den Universitäten in Essen, Marburg und Hamburg den Einfluss der Erwartung von Patienten auf die Wirksamkeit medizinischer Behandlungen. Deutschland nimmt international eine Spitzenposition in der Erforschung von Placebo- und Nocebo-Effekten ein. Im Mai 2024 hat der SFB rund 15 Millionen Euro von der Deutschen Forschungsgemeinschaft für eine weitere vierjährige Förderphase eingeworben. Das Ziel des interdisziplinären Verbunds ist, die äußerst komplexen

Mechanismen von Erwartungseffekten von der molekularen bis zur systemischen Ebene mit modernsten wissenschaftlichen Methoden zu entschlüsseln, psychologische und neurobiologische Unterschiede zwischen einzelnen Patienten und Erkrankungen so exakt wie möglich zu verstehen und zu prüfen, wie diese Effekte etablierte pharmakologische und andere Behandlungsansätze optimieren können. Bestehende Medikamente sollen verträglicher, die Wirksamkeit gesteigert und Nebenwirkungen verringert werden, indem man die Effekte positiver Erwartung nutzt. Interdisziplinär bedeutet, dass Psychologen und Mediziner unterschiedlichster Fachrichtungen – zum Beispiel Neurologen, Psychiater, Radiologen – sowie Wissenschaftler von der Neurobiologie bis zu den Computerwissenschaften gemeinsam in Teilprojekten kooperieren. Sprecherin des Forschungsverbundes ist Prof. Dr. Ulrike Bingel von der Medizinischen Fakultät der Universität Duisburg-Essen. Weitere Informationen zur aktuellen Forschung sowie Ratschläge für Patienten sind auf der Webseite nachzulesen:
www.treatment-expectation.de

Eine Nervenzelle macht noch kein Gehirn

Unser Gehirn besteht aus einer rechten und einer linken Hälfte. Deshalb sind Strukturen doppelt vorhanden, aber zum Teil mit unterschiedlichen Funktionen belegt. Eine einfache schematische Darstellung kann der Komplexität kaum gerecht werden. Allein die Erklärung, wie bestimmte Ansammlungen von Nervenzellen arbeiten, miteinander kommunizieren und welche anderen Areale sie beeinflussen, füllt mehrere Bücher und sprengt hier den Rahmen. Deshalb beschränken wir uns auf einige Erklärungen, die zum Verständnis entscheidend sind.

Bei Erwartungseffekten in unterschiedlichen Körpersystemen wie dem Darm, der Haut oder dem Immunsystem können zum Teil auch unterschiedliche Bereiche des Gehirns beteiligt sein. Ein „Placebo-Zentrum" existiert nicht. Es sind immer ganze Netzwerke von Gehirnarealen beteiligt. Ob Erwartungseffekte auf verschie-

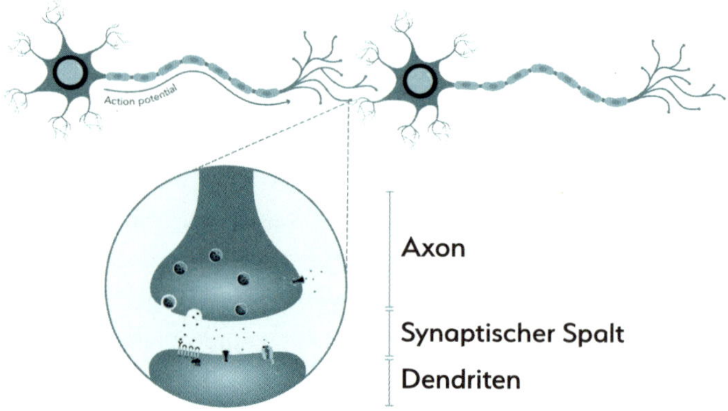

Impulse werden von Zelle zu Zelle über Axon, Synapse und Dendriten weitergegeben. Ein Reiz führt zur Ausschüttung von Neurotransmittern von der Synapse in den synaptischen Spalt. Dort bindet der Neurotransmitter an passende Rezeptoren und gibt das Signal weiter.

dene körperliche Systeme (z. B. Angst, Schmerz oder das Immunsystem) womöglich einen gemeinsamen Ursprung haben, wird derzeit untersucht.

Placebo- und Nocebo-Effekte beruhen auf unterschiedlichen Mechanismen, die nicht für alle Symptome und Erkrankungen gleich sind. Bei Schmerz und Stimmung sind es oftmals unsere bewussten Erwartungen, die einen Einfluss haben. Hormon- und Immunsystem reagieren hingegen auf eher unbewusste Lernprozesse, wie zum Beispiel die Konditionierung (siehe S. 40).

Noch wissen wir über die genauen Zusammenhänge auf einer neurobiologischen und molekularen Ebene zu wenig, als dass wir generell gültige Erklärungen über die Abläufe bei Erwartungseffekten für alle Erkrankungen und Körpersysteme liefern könnten.

Wir werden uns auf also auf beispielhafte gesicherte Erklärungen der Wirkweise beschränken. Um Reaktionsketten und die Kommunikation auf der Ebene der Zellen zu verstehen, helfen zunächst einige Basisinformationen (siehe Abbildung oben).

Nervenzellen besitzen einen Zellkörper mit einem Zellkern – wie auch andere Körperzellen – und vielen kurzen, dünnen, bäumchenartigen Fortsätzen, den sogenannten Dendriten, auf der einen Seite. Auf der anderen Seite sprießt ein unter Umständen langer Fortsatz, das Axon. Am Ende des Axons befinden sich Tausende Synapsen als kleine Verdickungen. Das sind die Schaltstellen für die Kommunikation zwischen den Nervenzellen. Über elektrische und chemische Signale laufen an der Synapse Reaktionen ab. Bei einer Aktivierung läuft ein elektrischer Impuls auf dem Axon entlang und erreicht die Synapse, in der kleine Bläschen mit chemischen Substanzen wie Neurotransmitter lagern. Ist der Impuls stark genug, öffnen sich die Bläschen der Synapse und die Neurotransmitter gelangen in den 20 millionstel Millimeter (20 nm) breiten synaptischen Spalt. Dieser Spalt verbindet die Synapse der einen Zelle mit einem Dendriten einer anderen Zelle. Hier lagern Rezeptoren – die schon beschriebenen molekularen Andockstellen –, an die die Neurotransmitter binden. Sie passen wie ein Schlüssel in das passende Schloss und aktivieren die nachfolgende Zelle. So pflanzt sich der Impuls innerhalb von Millisekunden im Gehirn in den unterschiedlichen Arealen fort.

Es befinden sich auch Rezeptoren auf der Synapse selbst. Gelangen viele Neurotransmitter in den Spalt, werden sie von diesen Rezeptoren abgefangen. Durch diesen Regelmechanismus wird die Informationsweitergabe sehr fein gesteuert. Wenn man sich nun vorstellt, dass Axone bis in weit abgelegene Nervenzellen in andere Funktionseinheiten des Gehirns reichen und dass jede Nervenzelle bis zu 25.000 Fortsätze hat, kann man ahnen, wie komplex unser Gehirn arbeitet. Zudem arbeitet es mit einer ganzen Anzahl unterschiedlicher Botenstoffe. Darüber erfahren Sie später mehr (siehe S. 67).

Schmerzlinderung durch körpereigene Botenstoffe

Die Schmerzlinderung durch Placebo-Effekte verstehen wir bereits ziemlich gut, da diese seit über 25 Jahren intensiv erforscht werden. Diese Mechanismen können wir daher detailliert beschreiben. Aber wie genau aktiviert unsere Erwartung die inneren Prozesse und wie entsteht die Heilkraft der Erwartung?

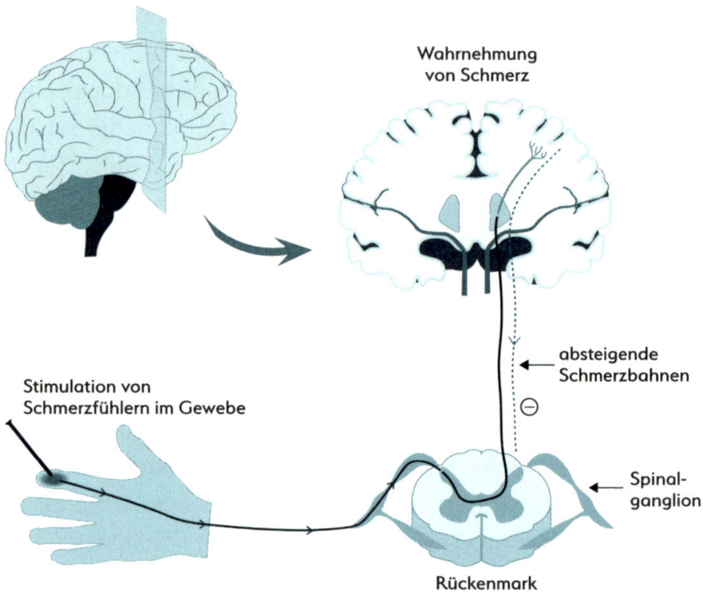

Aufsteigende Schmerzimpulse ermöglichen uns die Wahrnehmung von Schmerz im Gehirn, absteigende neuronale Bahnen vom Gehirn zum Rückenschmerz bremsen den Schmerz.

Beginnen wir damit, wie Schmerz – zum Beispiel im Rücken – überhaupt im Gehirn entsteht und wie wir ihn empfinden. Die Schmerzwahrnehmung auf Druck, Hitze oder chemische Substanzen ist eine in der Evolution früh entstandene physiologische Reaktion. Schmerz als Warnfunktion ist für unsere körperliche Unversehrtheit überlebenswichtig und hilft zukünftig, bedrohliche Situationen zu vermeiden. Deshalb erinnern wir einen Schmerz auch so gut, damit wir ihn tunlichst ein zweites Mal vermeiden.

Ein Beispiel aus dem Alltag: Sie haben sich beim Gemüseschnippeln in den Finger geschnitten. Die Schmerzrezeptoren in der Haut leiten die Information an das Rückenmark weiter. Das eine Ende dieser sogenannten Nozizeptoren nimmt den Schnitt in die Haut wie ein Sensor auf, das andere Ende geht ins Rückenmark. Von dort aus geht der Impuls über Nervenzellen weiter ins

Gehirn, und zwar in eine ganze Reihe von verschiedenen Arealen, bis der Reiz im somatosensorischen Cortex, einem bestimmten Areal der Hirnrinde oben am Scheitel, bewertet wird. Erst wenn dieses Signal dort ankommt, spüren wir den Schmerz.

Im Rückenmark existiert aber auch eine Verschaltung mit motorischen Nervenzellen, die es uns ermöglichen, reflexartig die Hand oder den Fuß sofort wegzuziehen, noch ehe wir den Schmerz wirklich im Gehirn wahrnehmen.

In der nebenstehenden Abbildung sehen Sie, wie man sich schematisch den Verlauf der aufsteigenden Schmerzvermittlung – vom Finger zum Gehirn – vorstellen kann. Zunächst geht es zur grauen Substanz des Rückenmarks, dann zum Thalamus, zur Insula, zum limbischen System, wo die emotionale Bewertung geschieht (siehe Abbildung S. 60). Ist das ein gefährlicher, bedrohlicher Schmerz oder kenne ich ihn schon und weiß, dass er wieder vergeht?

Nehmen wir an, Sie haben sich nicht in den Finger geschnitten, sondern hatten einen Unfall. Dann produzieren einige Teile des Gehirns, vor allem der Hypothalamus, sofort massenhaft Endorphine. Das sind endogene Morphine, wie der Name schon sagt, also körpereigene schmerzlindernde Botenstoffe, ähnlich dem Medikament Morphin, das früher Morphium genannt wurde.

Zu den endogenen Morphinen zählen die Opioide. Der Hypothalamus, eine nur 5-Cent-Stück große Region ziemlich in der Mitte des Gehirns, ist die Steuerzentrale für alle vegetativen Funktionen des Körpers. Schüttet er Opioide aus, die an Rezeptoren im Gehirn, Rückenmark und dem peripheren Nervensystem an Armen, Beinen und im gesamten Körper binden, spüren wir kaum einen Schmerz, obwohl wir möglicherweise schwer verletzt sind. Das erklärt, dass sich Menschen trotz großer Verletzungen noch bewegen und agieren können. Genau dieser Mechanismus hilft auch Tieren trotz Verletzungen zu flüchten.

Wie funktioniert die Schmerzlinderung?

Zum Glück haben wir nicht nur ein System, das Schmerzreize in Richtung Gehirn leitet, sondern auch eine direkt eingebaute

„Schmerzbremse". Dieses körpereigene schmerzhemmende System kann in bestimmten Situationen Schmerzimpulse und unsere Schmerzwahrnehmung unterdrücken. Ob und wie stark die Schmerzbremse aktiv ist, hängt von vielen – auch situativen Faktoren ab. Sind wir beispielsweise abgelenkt, zum Beispiel in ein Gespräch auf der Terrasse vertieft, wenn uns eine Mücke sticht, bemerken wir den Stich möglicherweise gar nicht. Sitzen wir dagegen etwas gelangweilt und trübsinnig zu Hause, juckt derselbe Mückenstich wie verrückt. Der Reiz ist derselbe, aber unsere Wahrnehmung (Schmerz und Juckreiz) hängen von der Aktivität der Schmerzbremse ab, welche auch durch Aufmerksamkeit und emotionale Faktoren beeinflusst wird.

Diese absteigende Schmerzhemmung vom Gehirn läuft vom Frontalhirn, über bestimmte Areale im Hirnstamm bis hinunter ins Rückenmark. In der Abbildung auf Seite 60 sehen Sie, wo diese Areale ungefähr im Gehirn liegen. Wie gut die körpereigene Schmerzbremse funktioniert, hängt auch von unveränderlichen Eigenschaften wie unseren Genen oder unserer Gehirnstruktur ab. Wir gehen übrigens heute davon aus, dass ein gut funktionierendes schmerzmodulierendes System ein guter Schutz vor chronischen Schmerzen ist. Andersherum scheint die Schmerzhemmung bei Patientinnen und Patienten mit chronischen Schmerzen nicht ausreichend zu funktionieren. Das Gute ist: Man kann die körpereigene Schmerzbremse trainieren. Und das im wahrsten Sinne des Wortes: zum Beispiel durch körperliche Aktivität. Aber das nur am Rande.

Eine aktive Schmerzbremse

Erwartungseffekte auf Schmerz entstehen durch eine veränderte Balance zwischen dem aufsteigenden und dem absteigenden schmerzmodulierenden System. Verabreicht man Probanden ein Placebo, verbunden mit der Erwartung, dass sie ein schmerzlinderndes Mittel erhalten, zeigt sich im funktionellen MRT, dass die Areale der körpereigenen Schmerzbremse aktiv werden und vermehrt Opioide ausschütten.

Das „Anziehen“ (oder die Aktivität) der Schmerzbremse führt wiederum dazu, dass die Areale, die für die Schmerzempfindung zuständig sind, vermindert aktiv sind. Beteiligt sind auch Regionen im Gehirn, die für die emotionale Bewertung von Schmerzen zuständig sind.

Man kann zusammenfassend sagen, dass positive Erwartungen nachweislich dort wirken, wo Schmerz im Gehirn verarbeitet wird. Zudem – und das ist ein weiterer Beweis – konnten Wissenschaftler mit PET-Bildern einen Zusammenhang von positiven Erwartungen und Schmerzlinderung mit den ausgeschütteten Opioiden und den Opioid-Rezeptoren sichtbar machen. Dazu gab man den Probanden zum Beispiel Substanzen, die an den körpereigenen Bindungsstellen, den Rezeptoren, andocken. Diese sind dann blockiert und können nicht mehr arbeiten. So wurde die Bedeutung von Opioid- oder Dopaminrezeptoren nachgewiesen.

Beim Nocebo-Effekt nehmen gegenteilige Abläufe Einfluss. Befürchten wir Schmerzen und haben Angst davor, ist das aufsteigende Schmerzsystem aktiver, und schmerzlindernde körpereigene Opioidsystem sind weniger aktiv. Wir empfinden die Schmerzen stärker. Die Schmerzbremse ist gelöst und es erreichen viel mehr Reize aus dem Gewebe unser Gehirn, als uns lieb ist.

Was sind Opioide?

Opioide ist ein Sammelbegriff für natürliche Substanzen, die im Schlafmohn vorkommen, oder ähnliche, künstlich hergestellte Substanzen, die vor allem bekannt sind für ihre schmerzreduzierenden Eigenschaften. Opioide hemmen gezielt die Schmerzübertragung, vor allem in Gehirn und Rückenmark. Am bekanntesten ist Morphin (früher: Morphium). Opioide in Schmerzmitteln binden an Opioidrezeptoren, wodurch Schmerzimpulse nicht weitergeleitet werden. Opioide werden – unter anderem – auch im Gehirn selbst gebildet als körpereigene schmerzlindernde Stoffe.

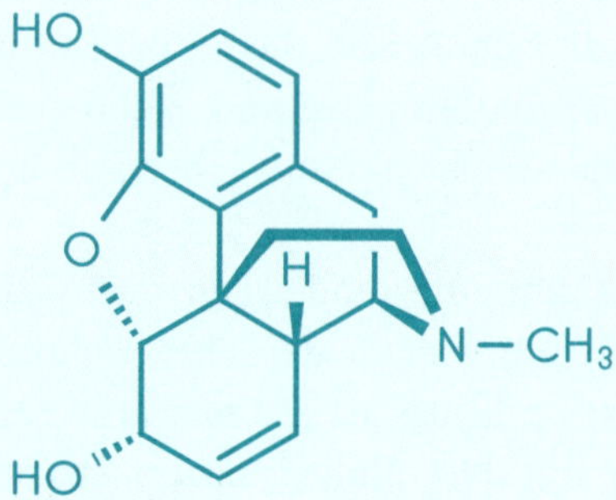

Opiode kann der Körper selbst produzieren. Sie können auch aus Pflanzen gewonnen, halbsynthetisch (z. B. Oxycodon) oder komplett synthetisch (z. B. Fentanyl) hergestellt werden.

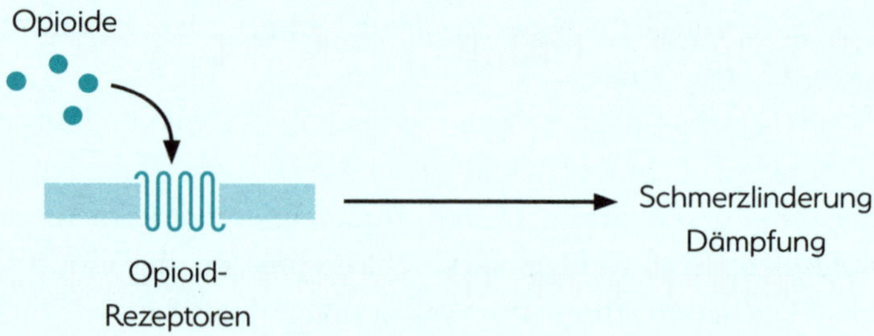

Opioide binden an den passenden Rezeptor und lösen dann eine Abfolge chemischer Reaktionen aus, die die Schmerzweiterleitung dämpfen.

Wenn uns Dopamin belohnt

Die körpereigenen Opioide sind wichtig für die Vermittlung der Placebo-Schmerzlinderung. Es gibt gute Hinweise, dass noch einige weitere Botenstoffe und Rezeptoren beteiligt sind, vor allem der wichtige Neurotransmitter Dopamin, der unsere Gefühle und unsere Motivation steuert. Aber auch die körpereigenen Cannabinoide (ähnlich der Droge Cannabis, die an dieselben Rezeptoren andockt) scheinen beteiligt zu sein. Und so könnte man die Liste der Kandidaten, die bei der placebovermittelten Schmerzwahrnehmung wichtig sein könnten, weiter fortführen. Hinzukommt, dass durch Lernprozesse, also Konditionierung (siehe S. 40), noch ganz andere Steuerungs- und Signalwege infrage kommen.

Das Belohnungssystem

Dopamin ist ein Neurotransmitter, der unsere Gefühle, die Motivation und unseren Antrieb steuert. Dopamin wirkt im Belohnungszentrum des Gehirns und beeinflusst dort vermutlich auch die Schmerzwahrnehmung. Mehrere kleine Kerngebiete des sogenannten mesolimbischen Systems bilden dieses Belohnungszentrum. Freude, Lust, aber auch Sucht haben hier ihren Ursprungsort. Das System erzeugt Glückgefühle bei entsprechender Stimulation und dadurch verstärken sich bestimmte Verhaltensweisen. Vor allem der Botenstoff Dopamin vermittelt diese Gefühle.

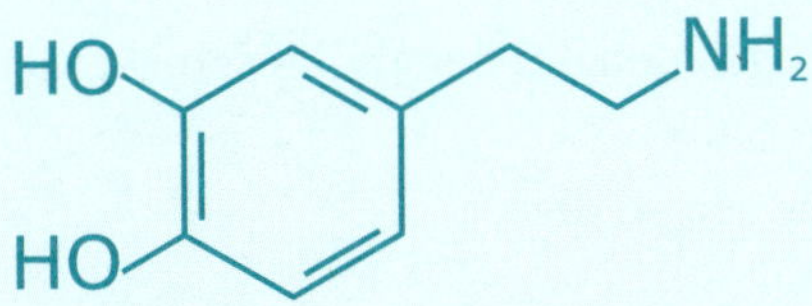

Strukturformel von Dopamin, das überwiegend im zentralen Nervensystem gebildet wird.

Open-Label-Placebos: Wirkmechanismus nicht vollständig entschlüsselt

Stellen Sie sich folgende Szene vor: Ein Arzt oder eine Ärztin verordnet Ihnen im Rahmen einer Studie ein Schmerzmedikament und zusätzlich ein Mittel ohne schmerzlindernden Wirkstoff und überreicht Ihnen beides. Man sagt Ihnen: „In den Placebo-Tabletten ist keinerlei Wirkstoff enthalten, aber unsere Erfahrung aus klinischen und experimentellen Studien über viele Jahre in Europa und den USA zeigt, dass diese Placebo-Tabletten Schmerzen lindern können."

Diese Art der Verabreichung von Placebos nennt man Open-Label-Placebo (OLP), eine offen kommunizierte und informierte Placebo-Gabe. Alle Teilnehmenden wissen über die Natur der wirkstofffreien Kapseln Bescheid.

Dennoch: In OLP-Studien besserten sich zum Beispiel die Beschwerden von Rückenschmerz-, Migräne- und Reizdarmpatienten sowie beim chronischen Fatigue-Syndrom, bei depressiver Verstimmung und bei allergischem Schnupfen deutlich.

Wie aber kann etwas helfen, wenn ich sogar genau weiß, dass ich keinen Wirkstoff gegen die Beschwerden bekomme? Noch sind die OLP-Effekte ein Faszinosum und wie bei allen anderen Placebo-Effekten auch wird es nicht „den einen Mechanismus" geben. Intensive Forschung ist nötig, um zu verstehen, wie OLPs wirken können. Aber die Hoffnung ist, dass offene Placebo-Gaben in Zukunft vielleicht ein kleiner Mosaikstein im großen therapeutischen Werkzeugkasten der Behandler sein werden.

Zwei Beispiele zeigen dies:

- Eine Open-Label-Placebo-Studie am Universitätsklinikum in Essen mit 122 Patienten, die unter chronischen Rückenschmerzen litten, bestätigte 2019 die Hypothese, dass OLPs zusätzlich zu den üblichen Behandlungen deren therapeutischen Effekt verbessern können. Patienten erhielten über drei Wochen zusätzlich zum Medikament offen gegebene Placebos. Sowohl der Schmerz als auch die schmerzbedingte funktionelle Beeinträchtigung waren in der OLP-Gruppe im Vergleich zur Kontrollgruppe gesunken, auch die Stimmung war am Ende der Studie verbessert. Die objektive Beweglichkeit der Wirbelsäule war hingegen nicht verändert. Dieser Befund ist auch wichtig, um Chancen und mögliche Grenzen des Potenzials von OLPs abzuschätzen.

- Zwischen 2015 und 2018 wurden im Boston Children's Hospital Kinder und Jugendliche (Durchschnittsalter etwa 14 Jahre) in einer Studie wegen sogenannter funktionaler Schmerzen im Bauch rund um den Nabel und auch im Ober- und Unterbauch sowie wegen des Reizdarmsyndroms behandelt. Es handelte sich um ein wirklich aufwendiges Studiendesign – eine der ersten Prüfungen mit Open-Label-Placebos bei Kindern. Das Ergebnis wurde 2022 im renommierten Journal „JAMA Pediatrics" veröffentlicht. Dr. Samuel Nurko und seine Arbeitsgruppe erläuterten allen Teilnehmenden ausführlich den Placebo-Effekt. Eltern wie Kinder waren informiert, dass die jungen Patienten ein Placebo erhalten würden. Dann teilte man die Kinder nach dem Zufallsprinzip in zwei Gruppen ein und forderte sie auf, ein Symptomtagebuch – meist machten dies die Eltern – über ihre Bauchbeschwerden zu führen: Eine Gruppe erhielt über drei Wochen zweimal pro Tag 1,5 Milliliter eines Placebo-Sirups, der in Aufmachung und Aussehen einem echten Schmerzsirup ähnelte. Die andere Gruppe erhielt diesen Sirup nicht. Nach drei Wochen wurden die Gruppen getauscht. Allen stand jederzeit ein Notfallmedikament, ein krampflösendes Mittel, bei allzu starken Bauchschmerzen zur Verfügung. Nach Ende dieser Studie stellte sich heraus, dass in der Placebo-Phase mit dem Sirup im Symptomtagebuch signifikant weniger Schmerzen eingetragen waren und das Notfallmedikament um die Hälfte seltener eingesetzt werden musste als in der Kontrollgruppe ohne den Placebo-Sirup. Das bedeutet, dass die Kinder weniger Medikamente einnehmen mussten und dennoch nicht mehr Bauchweh hatten.

Hypothesen zum Wirkmechanismus

Es ist in der Medizin gar nicht so ungewöhnlich, dass wir zwar empirisch, also durch Studien belegt, wissen, dass etwas wirkt, aber nicht genau und vollständig entschlüsselt ist, wie. Das gilt beispielsweise bei Medikamenten für die Migräneprophylaxe, bei vielen Narkosemitteln und auch bei Antidepressiva.

Dennoch muss das Ziel sein, zu verstehen, wie OLPs wirken. Allein die Erwartung scheint hier nicht der zentrale Wirkmechanismus zu sein. Sicherlich erhielten die Teilnehmenden in Studien positive Instruktionen über OLPs, aber ihnen war völlig klar, dass hier kein Wirkstoff wirken kann. Es zeigte sich in der Forschung (bislang) kein durchgehend starker Zusammenhang aus der individuellen Erwartung und dem Effekt der OLPs. Jedenfalls nicht mit der Erwartung, die zu Beginn der Studie gemessen wird. Hierfür gibt es Erklärungsansätze: Zum einen kann es sein, dass sich die Erwartung erst über die Zeit aufbaut. Und dann in der Zusammenschau mit möglicherweise spontan auftretenden Verbesserungen eines Symptoms („heute Morgen ist es irgendwie besser mit dem Rücken") im Sinne einer selbsterfüllenden Prophezeiung wirken. Es entsteht ein Gefühl der Hoffnung und vermutlich auch das, was Psychologen das Gefühl von Selbstwirksamkeit nennen. Diese Selbstwirksamkeit beschreibt die Überzeugung, dass man eine herausfordernde Situation doch meistern kann. Bei Schmerzpatienten wäre das der Glaube, dass die Schmerzen weniger werden und eine Behandlung doch wirkt.

Zusätzlich werden bei dem Phänomen der Wirksamkeit von OLPs auch noch andere Mechanismen diskutiert:

Wenn wir davon ausgehen, dass unser menschliches Gehirn wie eine Art vorhersagende Lernmaschine arbeitet, die unabhängig von bewusster Rationalität („Ich bekomme ein wirksames Medikament!") auch mit unbewussten Erwartungen operiert („Ich bekomme zwar ein Mittel, von dem ich weiß, dass kein Wirkstoff enthalten ist, aber immerhin sieht es aus wie ein Medikament und die haben mir schon oft geholfen."), könnten sogenannte Konditionierungseffekte, also Lernprozesse, beteiligt sein, die eine unbewusste Wirksamkeitserwartung entstehen lassen. Allerdings ist auch das keine hinreichend gute Erklärung, denn viele Patienten, zum Beispiel mit chronischen Schmerzen, die an OLP-Studien teilnehmen, haben auch schlechte Erfahrungen mit den üblichen Behandlungen gemacht. Sie sind oft entmutigt, enttäuscht und skeptisch gegenüber weiteren Therapieversuchen.

Einen solchen Patienten wird es wahrscheinlich nicht direkt überzeugen, dass ein Placebo ohne Wirkstoff hilft, wenn schon die Medikamente mit Wirkstoffen nicht optimal geholfen haben. Hier ist also noch Forschungsarbeit nötig, um die Wirkung von OLPs besser zu verstehen und nutzen zu können.

Ein Ausweg aus dem ethischen Dilemma

Offen gegebene Placebos sind auch deshalb ein vielversprechender Ansatz, weil man so ein Dilemma umgehen kann, das ansonsten bei Placebo-Studien immer sehr sorgsam abgewogen werden muss. Verdeckte Placebo-Gaben, also wenn Patienten nicht wissen, ob sie ein wirksames Medikament oder ein Placebo erhalten, sind ethisch und juristisch nur schwer zu vertreten und deshalb findet der Einsatz quasi ausschließlich in der Forschung statt. Hier wissen Patienten, dass sie im Rahmen einer Studie Placebos erhalten könnten. Sie wissen, dass sie entweder das Medikament erhalten oder ein Placebo. In der alltäglichen medizinischen Praxis geht das so nicht. Es verbietet sich, zum Beispiel einem schmerzgeplagten Patienten nach einer Operation ohne sein Wissen nur eine Kochsalzlösung zu verabreichen anstatt eines wirksamen Schmerzmedikaments. Die Idee, OLPs zu verabreichen, ist deshalb unter ethischen Gesichtspunkten gut zu vertreten: So könnten Placebo-Effekte zum Wohle des Patienten zu nutzen sein, ohne die Selbstbestimmtheit des Einzelnen zu beeinträchtigen.

Wie Sie den Erfolg einer Behandlung positiv verstärken können

„Die Menschen glauben fest an das, was sie wünschen."

GAIUS JULIUS CÄSAR

Es gibt viele Gründe dafür, eine ärztliche Praxis aufzusuchen und ganz unterschiedliche Erwartungen, die mit dem Arztbesuch verbunden sind. Vielleicht benötigen Sie nur schnell ein Rezept und erwarten, dass Sie nicht lange warten müssen. Eine andere Patientin mag davon ausgehen, dass der Arzt oder die Ärztin sich ihre lange Krankengeschichte anhört und sie dann von Kopf bis Fuß durchcheckt. Manche wollen vor allem beruhigt, andere über jedes Detail der Diagnose aufgeklärt werden. Und natürlich erwartet jeder, dass der Termin in der Praxis oder Ambulanz hilfreich ist, die Ursache für die Symptome gefunden und die Beschwerden gelindert werden.

Eine positive Erwartung – wie im ersten Kapitel dargelegt – erhöht die Chance auf eine erfolgreiche Behandlung. Wer an eine Therapie glaubt und sich viel davon erhofft, kann stärker von ihr profitieren als jemand, der sich wenig davon verspricht. Kommt zur positiven Erwartung an eine wirksame Therapie noch die Zuwendung eines empathischen Behandlers, der die Therapie gut erklärt, tritt die bestmögliche Wirkung ein. Aber auch wie stark wir Krankheitssymptome empfinden, wird von unserer Erwartungshaltung beeinflusst. Ein Beispiel: Wer sich sehr sorgt, dass hinter den Beschwerden etwas Bedrohliches steckt, womöglich eine ernsthafte Erkrankung, wird die Symptome stärker empfinden als jemand, der daran glaubt, gar überzeugt ist, dass nichts Ernsthaftes entdeckt werden wird.

Es kann – egal ob Sie bereits Patient oder Patientin sind oder nur zur Vorsorge gehen – hilfreich sein, zu prüfen, mit welchen Erwartungen oder gar Vorurteilen Sie zum Arzt oder zu einem Physio- oder Psychotherapeuten gehen und ihn und seine Diagnose sowie Therapievorschläge beurteilen. Nur so ist es möglich, nicht hilfreiche Erwartungen zu korrigieren und den negativen Einfluss von Ängsten und Sorgen zu mindern, sodass die Behandlung bestmöglich von den Effekten der positiven Erwartung profitieren kann.

Erwartung oder Vorurteil

Eine **Erwartung** ist eine Annahme über ein künftiges Ereignis, eine vorausschauende Vermutung. „Das hat meine Erwartungen erfüllt", ist eine solche bestätigte Annahme. Oder: „Meine Erwartungen wurden enttäuscht", ist eine Annahme, die sich offenbar nicht erfüllt hat. Dieses psychologische Konzept der Erwartung beeinflusst unsere Wahrnehmung, unsere Handlungen und auch, ob wir eine Handlung oder ein Ergebnis als erfolgreich oder nicht erfolgreich einstufen. Erwartungen bestimmen auch die sich selbst erfüllende Prophezeiung. Wir erwarten eine bestimmte Handlung, zum Beispiel von einem Arzt, und unsere Erwartung beeinflusst dann die Handlungen so stark, dass sie wirklich eintreten. Wir beeinflussen mit unseren Erwartungen auch andere. Die Grenze von Erwartungen zu Vorurteilen ist fließend.

Unter **Vorurteilen** verstehen wir Gefühle und Einstellungen gegenüber Personen oder Situationen, die nicht objektiv geprüft sind. Im normalen Sprachgebrauch verwenden wir den Begriff meist in einem negativen Sinn. Wir urteilen ohne gründliche Prüfung oder tiefergehendes Wissen. Das macht es uns einfacher, die Welt zu verstehen – vermeintlich. Vorurteile sind schnelle Interpretationsmuster. Sie können aber auch positiv sein, zum Beispiel „ein Professor mit zwei Doktortiteln hilft mir sicher besser als der Assistenzarzt".

Was ich über mich und meinen Arzt oder Therapeuten wissen sollte

Wir kennen uns selbst meist gut: Wir wissen, was wir mögen, was uns unangenehm ist und was wir kaum ertragen können. Wir haben ab einem gewissen Alter meist schon zahlreiche Arztbesuche und eventuell Klinikaufenthalte hinter uns, kämpfen vielleicht mit einer chronischen Erkrankung, die eine regelmäßige Medikamenteneinnahme nötig macht, und vielleicht beeinträchtigen uns auch Nebenwirkungen von Medikamenten. Das bedeutet, wir gehen in den allermeisten Fällen nicht unbelastet zum Arzt, beginnen nicht ohne Vorerfahrung eine Therapie. Wie kann man also seine Einstellung, Erwartungen, Hoffnungen, Enttäuschungen kritisch reflektieren? Was sollte ich über den Therapeuten wissen, wenn ich das erste Mal die Praxis aufsuche, wie bereite ich mich vor, was erzähle ich über mich und meine Symptome, Krankheit und Lebenssituation? Lasse ich mich vom ersten Eindruck täuschen? Inwieweit gestehe ich mir meine Ängste ein? Wie können Freunde helfen? Das sind die Fragen, die wir hier beantworten wollen.

Eigene Erwartungen realisieren

Jeder Mensch ist eine individuelle Persönlichkeit mit unverwechselbaren Charaktereigenschaften und Reaktionsmustern. Manche sind von Natur aus optimistisch und aufgeschlossen, während andere eher ängstlich und skeptisch sind. Solche Persönlichkeitsmerkmale sind zum Teil schon durch unser Erbgut geprägt, formen sich aber auch durch Erziehung und Erfahrungen, die wir im Laufe des Lebens machen.

Jeder, der ärztlichen Rat sucht, kommt mit einer Biografie, einer eigenen Geschichte aus Erfahrungen, Erwartungen, Lebensumständen und eben Persönlichkeitszügen in die Praxis. In der Rolle als Patient und Patientin zeigen sich bei den meisten Menschen typische Verhaltensmuster.

Was Ihnen vor einem Arzttermin vielleicht durch den Kopf geht

- Bin ich gut vorbereitet auf den Termin, um ihn bestmöglich zu nutzen?
- Habe ich versucht, alles über den Arzt/die Praxis/das Krankenhaus/die Diagnose/die Therapie herauszubekommen?
- Welche Fragen konnte mir das Internet nicht beantworten?
- Habe ich mit meinem Partner oder Freunden über den bevorstehenden Arztbesuch gesprochen?
- Sehe ich dem ersten Kontakt, zum Beispiel mit einer neuen Ärztin, positiv entgegen oder bin ich eher skeptisch?
- Überlege ich, welches Bild der Arzt sich von mir machen wird oder welches er bekommen soll?
- Was sind die kritischen Themen, die ich gerne nicht ansprechen möchte?
- Gibt es Details, die mir peinlich sind? Wie könnte ich sie dennoch zur Sprache bringen?
- Bin ich froh, endlich den Spezialisten für meine Erkrankung gefunden zu haben oder beunruhigt mich auch die Aussicht auf weitere Untersuchungen?
- Möchte ich den Termin am liebsten einen Tag vorher wieder absagen, weil ich mich vielleicht vor einer Diagnose fürchte?
- Was bedrückt mich, wenn ich an meine Symptome/Diagnose/Therapie denke?
- Was ist meine größte Angst im medizinischen Bereich?
- Was wünsche ich mir sehnlichst?
- Was sagen meine Freunde über mich, wenn es um das Thema Gesundheit, Ärzte und Behandlungen geht?
- Welche Sorgen lassen mich nachts wach liegen?
- Was liegt mir auf der Seele, aber mir fällt es schwer, darüber zu sprechen?
- Wie kann ich schwierige Themen in einem vertrauensvollen Rahmen ansprechen?

Fragen und Antworten

Die Anregungen auf Seite 79 sollen Ihnen einen kleinen Einblick geben und Sie für bestimmte Aspekte sensibilisieren. Die Fragen sprechen mögliche Gefühle und Sorgen an. Vielleicht kennen Sie das auch: Endlich haben Sie einen Termin bei einem Spezialisten bekommen, aber je näher der Tag rückt, spüren Sie doch eine gewisse Zwiespältigkeit: Sie freuen sich, dass ein Spezialist sich ihrer Beschwerden annimmt, allerdings bedeutet das auch, dass die Untersuchungen zu einer Diagnose führen könnten, vor der Sie sich fürchten. Das ist ganz normal und geht vielen Menschen so. Sicher wäre es nicht richtig, allein wegen dieser Befürchtungen einen Termin wieder abzusagen. Aber dass Untersuchungen, eine Diagnose und eine vorgeschlagene Therapie auch Ängste hervorrufen, dürfen Sie sich absolut eingestehen.

Und die wichtigste Frage ist: Wie können Sie sich gut vorbereiten und selbst etwas tun, damit Sie sich sicherer fühlen. Dazu haben wir viele Tipps zusammengestellt (siehe S. 91).

Unsere kleine Liste mit Fragen ist bewusst nicht thematisch in einer bestimmten Reihenfolge angeordnet und es geht auch nicht darum, dass Sie diese Fragen der Reihe nach beantworten, auch nicht unbedingt mit „Ja“, „Nein“ oder „Geht so“. Es ist eher entscheidend, was Ihnen spontan einfällt, was ihr erster Gedanke zu einer Frage ist. Das kann eine Begebenheit sein, ein Gefühl oder ein Gespräch – etwas Positives oder Negatives. Es mag eine Erinnerung sein, die länger zurückliegt oder ganz aktuell ist.

So entsteht auch für Sie ein Bild Ihrer Erwartungen im medizinischen Bereich. Die Sammlung ist mitnichten vollständig, das kann sie auch gar nicht sein, weil wir uns alle durch unterschiedliche Persönlichkeiten auszeichnen, andere Erfahrungen gemacht haben und jeder ein individuelles Bild von sich selbst entwickelt hat. Verstehen Sie diese Liste über Ihre Erwartungen als Anregung darüber nachzudenken, wie Sie sich sehen und auch wie andere Sie sehen.

Sind Sie ängstlich, skeptisch oder deprimiert?

Gibt es typische Patienten? Eigentlich nicht, weil wir uns – je nach Situation und Vorgeschichte – unterschiedlich verhalten. Dennoch lassen sich einige grundlegende Tendenzen darin erkennen, wie sich Patienten häufig fühlen oder verhalten. Und die Frage ist auch: Wie lassen sich Gefühle und Verhalten anpassen?

Ängstlichkeit

Ängstlichkeit ist in einer Situation, in der die persönliche Gesundheit infrage steht, ganz natürlich. Neben der situationsabhängigen Angst gibt es auch eine Persönlichkeitseigenschaft, die sich darin zeigt, dass manche Menschen grundsätzlich etwas ängstlicher sind als andere. Ein eher ängstlicher Patient fürchtet jedoch jede Diagnose oder Behandlung stärker als der Durchschnitt der Bevölkerung. Er rechnet eher damit, dass eine Therapie starke Nebenwirkungen hat oder bei ihm gar nicht wirkt. Beim Gespräch mit Therapeuten ist er unruhig, gestresst und angespannt. Darunter leidet die Aufmerksamkeit. Ängstliche Patienten und Patientinnen nehmen wichtige Informationen oft nicht vollständig oder richtig auf. Sie interpretieren nicht nur das Gesagte, sondern auch Mimik und Gestik des Arztes oder der Ärztin in einem negativeren Sinne, als es möglicherweise gemeint war.

Hier ist auf jeden Fall eine besonders einfühlsame und behutsame Aufklärung durch den Arzt oder eine Therapeutin wichtig, die versucht, Bedenken auszuräumen und Sorgen zu mindern. Verständliche Erklärungen ohne medizinische Fachbegriffe und aufmunternde Worte helfen den Patienten. Vertrauen aufzubauen ist ein weiterer wichtiger Faktor. Vertraut ein ängstlicher Patient der Ärztin und den Empfehlungen, kann er eine positivere Haltung zur Therapie einnehmen.

Was kann ich gegen meine ängstliche Grundhaltung tun?

Zunächst einmal: Es ist vollkommen normal, in manchen Situationen Angst zu haben. Angst warnt uns vor Gefahren und schützt uns. Jedoch kann uns Angst auch im Weg stehen, da sie die Aufmerksamkeit im Gespräch beeinträchtigt und wir Informationen schlechter verarbeiten können.

Angst kann auch Nocebo-Effekte begünstigen. So führt Angst dazu, dass wir überwiegend negative Informationen hören, vermehrt in uns reinhorchen und angespannter sind, was Symptome verstärkt.

Akzeptieren Sie, dass Ihnen bestimmte Situationen wie ein Arztbesuch oder eine Untersuchung Angst machen. Das geht vielen Menschen so, und es ist auch vollkommen in Ordnung, wenn Sie dies bei Ihrer Ärztin oder dem medizinischen Personal ansprechen und sagen, dass Sie aufgeregt sind oder sich Sorgen machen. Achten Sie darauf, ob Sie sich gut aufgehoben und verstanden fühlen. Stellen Sie Fragen, die Ihnen helfen, sich sicherer zu fühlen und geben Sie auch Bescheid, wenn Sie etwas nicht im Detail wissen möchten, etwa im Aufklärungsgespräch vor einer Untersuchung. Bereiten Sie sich auf Gespräche vor, indem Sie Ihre Fragen notieren und nehmen Sie ruhig Ihren Spickzettel zur Hand, so vergessen Sie keine wichtige Frage. Machen Sie sich im Arztgespräch Notizen und nehmen Sie zu wichtigen Terminen eine vertraute Person mit, die Ihnen Sicherheit bietet und Sie beim Merken der vielen Informationen unterstützt.

Skepsis

Patienten mit einer Neigung zur Skepsis begegnen Ärzten und medizinischem Personal oftmals mit erhöhtem Misstrauen. Aus früheren Erfahrungen haben sich bei ihnen vielleicht vor allem negative Details eingebrannt. Sie bezweifeln häufig die Kompetenz ihres Gegenübers. Ärztliche Auskünfte werden erst einmal infrage gestellt. Ein skeptischer Patient hat sich meist im Vorfeld bereits ausführlich selbst informiert. Danach bewertet er die Aussagen des Arztes – und bezweifelt sie schnell, wenn sie seinen Vorabinformationen und Einschätzungen widersprechen.

Sind Sie persönlich dieser eher misstrauische, skeptische Patient, dann sagen Sie das ruhig Ihrer Ärztin, Ihrem Arzt oder dem Behandler. Es ist hilfreich, zu wissen, wie Ihre Skepsis entstanden ist. Das ist ein wichtiger Baustein in der Anamnese, Diagnostik und dann auch Therapie. Ein offenes Gespräch ist so viel leichter zu führen. Eine gute Behandler-Patienten-Beziehung kann sich nur entwickeln, wenn es gelingt, Zweifel auszuräumen und die Patienten in die Entscheidung über die Behandlung miteinzubeziehen. Ausführliche Auskünfte und Erklärungen sowie die Betonung des Mitspracherechts bei Behandlungen tragen dazu bei, Skepsis ab- und Vertrauen aufzubauen.

Was kann ich gegen meine skeptische Neigung tun?

Brauche ich diese Therapie überhaupt? Oder wird mir hier nur etwas Unnötiges „aufgeschwatzt"? Kann ich der Aussage trauen, dass die Therapie nur ganz selten zu Nebenwirkungen führt? Solche Fragen schützen uns vor voreiligen Entscheidungen und vielleicht haben wir auch schon einmal eine schlechte Erfahrung gemacht. Zugleich vermindert eine allzu skeptische Grundhaltung das Vertrauen in Behandler und Behandlungen, erschwert Entscheidungen und reduziert die Kraft positiver Erwartungen. Suchen Sie daher nach Ärzten und Therapeuten, denen Sie Vertrauen entgegenbringen können und die Ihnen Ihre Fragen beantworten. Sprechen Sie Zweifel offen an, dann kann Ihr Gegenüber darauf eingehen und helfen, Ihre Zweifel auszuräumen. Berichten Sie auch darüber, wenn Sie schon einmal schlechte Erfahrungen mit einer bestimmten Therapie gemacht haben. Bei wichtigen Entscheidungen ist es durchaus sinnvoll, eine zweite Meinung bei einem unabhängigen Arzt einzuholen. Achten Sie jedoch darauf, dass die Informationsquelle verlässlich ist – gerade im Internet finden sich Quellen, die nicht immer zuverlässig sind.

Depressive Stimmung
Eine depressive Stimmung oder sogar eine diagnostizierte Depression beeinträchtigt die Wahrnehmung, Aufmerksamkeit und möglicherweise den Therapieerfolg auch bei anderen Erkrankungen. Sollten Sie klinische Symptome einer Depression spüren oder wurde bereits eine Diagnose gestellt, sollten Sie auch dies unbedingt ihrem behandelnden Arzt mitteilen. Denn auch wenn Sie wegen ihrer Rückenschmerzen, einer Krebserkrankungen oder dem Reizdarmsyndrom behandelt werden, ist ihre psychische Verfassung wichtig. Sprechen Sie mit ihrem Behandler darüber.

Es ist gut möglich, dass Sie sich in diesen groben Beschreibungen überhaupt nicht wiederfinden. Aber wir hoffen, dass wir Ihnen einige Denkanstöße – auch wenn sie vielleicht nur punktuell zutreffen – sowie ein paar nützliche Tipps für Ihren nächsten Arztbesuch geben konnten. Entscheidend ist, dass ein Arzt oder eine Ärztin wissen sollte, wie Sie sich fühlen und was Sie denken, denn nur dann besteht die Chance, die Kommunikation so persönlich auf Sie abzustimmen, wie es wünschenswert ist.

Warum eine positive Haltung helfen kann
Bleibt, wer lacht, gesund? Ganz so einfach ist es nicht, auch wenn schon die Griechen in der Antike an die Arznei Humor glaubten. Eine Forschungsrichtung, die seit den 1970er-Jahren den Verbindungen zwischen Leib und Seele auf den Grund geht, ist die Psychoneuroimmunologie. Die Zusammenhänge zwischen psychischen, sozialen und immunologischen Faktoren sind vielfach belegt. Immunabwehr und Gehirn, Hormone und Botenstoffe beeinflussen und steuern sich wechselseitig. Freude, Zufriedenheit und Entspannung wirken ebenso auf das System wie Stress, Trauer, Enttäuschungen und eine depressive Verstimmung.

Und weitere wichtige Faktoren haben Wissenschaftler in den vergangenen Jahren identifiziert: Sport hält nicht nur fit und schlank, sondern auch gesund, denn aktivierte Muskelzellen schütten einen komplexen Cocktail an Botenstoffen (sogenannte

Myokine) aus, die positiv auf Gehirn und Körper wirken. Ebenso wirken Entspannungstechniken wie Meditation nicht nur regulierend auf Blutdruck und Herzschlag, sie ändern auch Gehirnfunktionen und unser seelisches Befinden. Eine sehr interessante Studie zeigt, dass auch Freunde gesund halten. Wer sozial gut eingebunden ist, wenig Angst verspürt, sich glücklich und nicht einsam fühlt, hält Erkältungsviren besser stand. Der Psychologe Sheldon Cohen von der Carnegie Mellon University in Pittsburgh infizierte 2003 und in Studien der folgenden Jahre viele Hundert Versuchspersonen mit Nasentropfen, in denen Rhinoviren, die Schnupfen verursachen, enthalten waren. Wer bekam statistisch seltener eine Erkältung und schwächere Krankheitssymptome? Diejenigen Versuchspersonen, die sich zuvor in einem Test als glücklich, lebhaft und gelassen bezeichnet hatten.

Unterstützung tut gut

Eine Krankheit geht mit einer Belastung einher. Wenn Sie persönlich glauben, der Belastung nicht gewachsen zu sein, dann sollten Sie Hilfe annehmen. Versuchen Sie, vor allem wenn es um eine ernste Diagnose geht, die Belastungen für sich so gut wie möglich abzufedern. Denn das ist für Sie nicht nur weniger stressig, sondern hilft auch, den Nocebo-Effekt zu reduzieren. Konkret kann das bedeuten, dass Sie zum Beispiel eine vertraute Person mit zu einem Arztgespräch nehmen. Sie ist nicht nur eine psychologische Stütze, sondern es hilft auch, das Gespräch aktuell und im Nachgang besser zu verstehen. Wer dem Behandler gegenüber unsicher ist oder vielleicht nicht besonders gut hört oder sehr aufgeregt ist, sollte auf jeden Fall eine vertraute Person mitnehmen. Die Begleitung kann an wichtige Fragen erinnern oder Notizen machen, wenn der Patient oder die Patientin zu nervös dazu ist. Außerdem ist eine Begleitung immer gut, weil man sich erstens emotional unterstützt fühlt, und zweitens sehen und hören zwei Paar Augen und Ohren mehr. Die Wahrnehmung, wie zum Beispiel eine Diagnose aufgefasst wird, kann durchaus unterschiedlich sein. Zu zweit kann man nach dem Arztbesuch alles noch mal besser rekapitulieren und vielleicht auch diskutieren. So können Sie sich später rückversichern, ob Sie alles richtig verstanden haben oder ob Ihre erste Wahrnehmung eventuell doch zu negativ war. Es ist vielfach nachgewiesen, dass das Gefühl, selbst Kontrolle über eine Krankheit zu haben, die positive Grundhaltung für eine Therapie begünstigt. Kontrolle zu haben, bedeutet, sich nicht völlig hilflos zu fühlen.

Hilfreich kann es auch sein, mit anderen Betroffenen zu sprechen und Erfahrungen auszutauschen. Dies ist vor allem bei chronischen Erkrankungen sinnvoll und kann die Entwicklung positiver Erwartungen unterstützen. Wie Sie Patientenorganisationen oder Selbsthilfegruppen finden, ist einfach erklärt. Meist wird Ihr Facharzt Ihnen Anlaufstellen vermitteln können. Aber Sie finden auch im Internet Hinweise (Adressen siehe Anhang S. 184 ff.).

Dem Zeitmangel entgegenwirken

„Patienten sollten sich auf den Arztbesuch vorbereiten. Das ist ganz wichtig, denn Ärzte haben häufig wenig Zeit. Man kann also nicht ewig weit ausholen, sondern sollte sich vorab eine Liste mit den wichtigsten Punkten machen. Das spart allen Zeit“, sagt Heike Norda, Vorsitzende der unabhängigen Vereinigung aktiver Schmerzpatienten in Deutschland SchmerzLOS e. V.; Heike Norda ist selbst Betroffene und hat in ihrem Leben viele Arztgespräche geführt. Sie ermutigt Patienten zur aktiven Mitarbeit für einen zufriedenstellenden Arztbesuch. Wer zum ersten Mal in eine Arztpraxis kommt oder längere Zeit auf einen Facharzttermin warten musste, will diesen Besuch bestmöglich nutzen. Eine gute Vorbereitung trägt dazu bei. Denn: Wer sich vorbereitet, stellt mehr Fragen, bekommt genauere Informationen und ist zufriedener mit dem Ergebnis des Termins.

Umfragen haben bestätigt, dass ein Allgemeinmediziner sich im Durchschnitt nur etwa acht Minuten Zeit pro Patient nehmen kann. Der Facharzt muss insgesamt mehr Zeit investieren, weil komplexere Beschwerdebilder zu beurteilen sind. Dennoch: Zeitmangel ist eines der größten Probleme in der medizinischen Betreuung.

Obwohl klar ist, wie wichtig eine gute Kommunikation und eine ausführliche Beratung durch Ärzte und Apotheker sind, sieht die Realität eben oft anders aus. Sie ist gekennzeichnet durch volle Wartezimmer oder Ambulanzen, dicht getaktete Behandlungspläne und einen Mangel an Personal. So lassen sich Ergebnisse von Umfragen und Studien erklären, dass Patienten bereits nach einigen wenigen Sekunden von ihrem Arzt unterbrochen werden, und dass ein erheblicher Anteil von Patienten nach einem Arztgespräch den Inhalt, etwa zur Therapieempfehlung, nicht wiedergeben kann (siehe dazu auch S. 97 ff.).

Auch wenn die Zeit noch so drängt, sollten Sie sich als Patient dennoch nicht scheuen, nachzufragen, wenn Sie etwas im Gespräch nicht verstanden haben. Ein Behandler sollte alles so erklären können, dass auch Laien es verstehen. Um sicherzugehen, dass alles richtig verstanden wurde, können Sie als Patient das Besprochene noch einmal kurz in eigenen Worten zusammenfassen. Das ist die beste Möglichkeit, das gemeinsame Verständnis des Gesagten abzugleichen und unter Umständen Missverständnisse auszuräumen. Umfragen haben gezeigt, dass jeder zweite Patient aus der Sprechstunde kommt, ohne genau zu wissen, was gerade besprochen wurde. Ein gutes Gefühl nach der Konsultation stärkt aber das Vertrauen in die vorgeschlagene Behandlung und steigert die Wirkung.

Arzttermin: einige Tipps im Vorfeld

Entscheidend ist natürlich, warum Sie den Arzt aufsuchen. Wenn Sie nur ein Folgerezept benötigen oder eine Krankschreibung, dann ist es sicher etwas anderes, als wenn Sie bereits wochenlang unter unerklärlichen Kopfschmerzen leiden oder Sie eine juckende Hautstellen plagt und keine Creme bislang Linderung verschafft hat. Deshalb ist es ratsam, gleich wenn man den Termin – telefonisch oder online – ausmacht, und die Möglichkeit besteht, zu betonen, dass es sich um ein schon länger bestehendes Problem handelt. So kann sich die realistische Chance ergeben, dass auch Zeit für Persönliches und Problemthemen bleibt.

Notieren Sie bereits einige Tage vor dem Arztbesuch die wichtigsten Details: Das sind ganz generelle Informationen, aber eben auch persönliche Anliegen und vor allem Fragen, die Sie haben. Manchmal fallen einem in der Aufregung nämlich selbst die Namen der Präparate, die man bereits jahrelang einnimmt, nicht ein. Auch die Darreichungsform (z. B. Tropfen, Tabletten, Zäpfchen) und Dosierung sind wichtige Informationen. Am besten hat man sie als Notiz dabei oder nimmt die Schachteln der Präparate mit. Das sind enorm hilfreiche Informationen für jeden Arzt und jede Ärztin, um die zukünftige Behandlung so individuell wie möglich zu planen. Denken Sie auch an Nahrungsergänzungsmittel oder besondere Produkte, die Sie verwenden.

Auch unwichtig erscheinende Details können eine große Bedeutung bekommen: Vielleicht hat sich in den letzten Wochen bei Ihnen eine Veränderung in den Lebensgewohnheiten ergeben oder Sie planen eine längere Auslandsreise – daraus können sich wichtige Informationen für die Diagnose oder die Planung der Therapie ergeben.

Nehmen Sie auch Papier und Stift mit zum Arztbesuch, denn mit schriftlichen Stichworten erinnert man sich später leichter an die Informationen des Arztes oder der Ärztin. Es hilft, wenn man zu Hause versucht, sich zu erinnern, was da genau gesagt wurde. Und nehmen Sie eine Vertrauensperson mit zu wichtigen Arztbesuchen.

Patienten sollten ehrlich über sich sprechen

Für einen Therapievorschlag, den Sie als Patient gut annehmen können, sollte Ihre Ärztin auch unbedingt erfahren, wie Sie zu bestimmten Behandlungen oder pharmakologischen Wirkstoffen stehen, welche Vorerfahrungen sie damit gemacht haben und vor allem, welche Zweifel sie plagen. Wer grundsätzlich skeptisch gegenüber Medikamenten eingestellt ist oder einfach keine weitere Tablette in seinem Medikationsplan haben will, wird die neue Verschreibung vielleicht gar nicht einnehmen.

Der Arzt oder die Ärztin sollte von Ihnen aber auch erfahren, ob Sie schon etwas auf eigene Faust gegen die Beschwerden unternommen haben, etwa regelmäßig Schmerztabletten oder andere frei verkäuflichen Arzneien einnehmen. Um Wirkungen und Wechselwirkungen abschätzen zu können, ist es wichtig, dass Ihr Arzt auch von solchen Behandlungen weiß.

Auch unwichtig erscheinende Details können eine große Bedeutung bekommen: Wer zum Beispiel eine Vorliebe für Grapefruitsaft hat, sollte wissen, dass die Inhaltsstoffe der Grapefruit mit vielen Medikamenten interagieren können und die Konzentration der Medikamentenwirkstoffe im Körper erhöhen. Auch das Chinin in Tonic Water und Bitter Lemon kann Wechselwirkungen hervorrufen. Die Wirkstoffe in Präparaten mit Johanniskraut können den Abbau anderer Medikamente beschleunigen, sodass die Dosierung nicht mehr passt, zum Beispiel bei Schmerzmitteln.

Scheuen Sie sich also nicht, diese Informationen weiterzugeben. Manches eigene Verhalten, das der Gesundheit abträglich ist, würden Patienten den Ärzten gerne mal verschweigen und auch möglichst nicht darauf angesprochen werden. Starkes Übergewicht ist nun nicht zu übersehen, aber regelmäßiger Alkoholgenuss oder ein Dutzend Zigaretten täglich sind weniger offensichtlich. Auch von nächtlichen Atemaussetzern oder Sexualstörungen erfährt der Arzt nur, wenn ein Patient in der Praxis oder Klinik offen darüber spricht. Manche Beschwerden erscheinen furchtbar peinlich. Man sollte trotzdem ehrlich darüber sprechen und daran denken, dass körperliche Peinlichkeiten für jeden Arzt Routine sind. Vielleicht sind gerade die unangenehmen Informationen aber besonders wichtig für das weitere Vorgehen. Vertraulich sind sie ohnehin, weil alle Behandler der Schweigepflicht unterliegen. Über ihr seelisches Befinden sprechen die wenigsten Patienten und Patientinnen von sich aus, jedenfalls nicht bei der Haus- oder Fachärztin für körperliche Leiden. Vielleicht geht es Ihnen ähnlich? Und es ist auch nur allzu verständlich, wenn Sie als Patient gar nicht auf die Idee kommen, dass ein Hautausschlag, Rückenschmerzen oder Herzrasen mit finanziellen Sorgen, beruflicher Überforderung oder einem Todesfall in der Familie zu tun haben könnten. Geschulte Ärzte wissen das und fragen nach möglichen seelischen und familiären Belastungen. Sie können selbst dazu beitragen, dass Ihr Arzt Ihnen helfen kann. Nehmen Sie sich diese Chance nicht. Das sollte vor allem bei Ihrem Hausarzt der Fall sein, der ja beurteilt, ob Sie zu einem Facharzt zur weiteren Diagnose und Behandlung müssen, und damit viele Weichen für ihre Gesundheit stellt. Aber auch wer chronisch krank ist, und vielleicht sogar über Jahre immer wieder betreut und behandelt werden muss, sollte dieses Vertrauensverhältnis aufbauen.

Woran Sie denken sollten

In einer – zugegeben ausführlichen – Stichwortliste sind die wichtigsten Aspekte, die Sie vorbereiten können, aufgeführt.

Auch hier gilt: Sie ist als allgemeine Anregung zu sehen, die natürlich nicht hundertprozentig passgenau auf Sie zutreffen mag. Einige Punkte sind für einen Facharztbesuch besonders wichtig, andere Punkte sind bei jedem Besuch, auch bei ihrem vertrauten Hausarzt, sinnvoll. Trotzdem ist es vielleicht hilfreich, um – je nach Anlass – auch Ihren nächsten Arztbesuch vorzubereiten. Sie können die Stichwortliste beliebig erweitern und immer wieder neu verwenden.

Informationen für den Arztbesuch

☐ Formulieren Sie den **Grund für den Besuch**.

☐ Am wichtigsten sind **Notizen zu Ihren Beschwerden**: Ihre Symptome kennen Sie natürlich. Aber auch seit wann, wie häufig und in welchen Situationen? Überlegen Sie vor dem Termin, wie Sie Ihre Schmerzen, ein unspezifisches Unwohlsein oder ungewöhnliche Müdigkeit am besten beschreiben können. Vergessen Sie auch nicht Veränderungen in letzter Zeit, wie etwa einen auffälligen Gewichtsverlust.

☐ **Ihre Krankengeschichte** – nur die wichtigsten Punkte – sollten Sie chronologisch zur Hand haben: Operationen, schwerere Erkrankungen, größere Untersuchungen (idealerweise mit Ergebnissen), Allergien. Zur Krankengeschichte gehören auch familiäre Besonderheiten, etwa eine Häufung von Diabetes, Herzinfarkten oder Krebs. Diese Infos sind für den Erstbesuch in einer Praxis besonders wichtig, und die Notizen helfen der Erinnerung auf die Sprünge. Das bedeutet nicht, dass Sie die komplette Liste aufsagen müssen, aber falls der Arzt oder die Ärztin konkrete Nachfragen hat, haben Sie die Infos sofort zur Hand.

☐ Falls vorhanden, sollten Sie aktuelle **Röntgenbilder, Ergebnisse von Bluttests oder Ihre Kopie des letzten Arztbriefs** dabeihaben, besonders, wenn Sie zum Facharzt und zur Fachärztin überwiesen wurden. Gibt es ein Blutdruck- oder Blutzucker-Protokoll?

- ☐ **Schreiben Sie auf, welche Medikamente Sie derzeit einnehmen** und in welcher Dosierung, gegebenenfalls auch Medikamente, die Ihnen verschrieben wurden, die Sie aber nicht (mehr) einnehmen (und warum). Erinnern Sie sich an auffällige Effekte bestimmter verordneter Medikamente, ausgebliebene Wirkungen und/oder aufgetretene Nebenwirkungen? Am besten wäre eine Übersicht, ein Medikamentenplan, den Sie etwa von Ihrem Hausarzt erhalten haben. Auf diese Liste gehört jede per Rezept verordnete Medizin, aber auch alle Arzneien, die Sie rezeptfrei bekommen, etwa Schmerztabletten.
- ☐ **Vergessen Sie nicht, Nahrungsergänzungsmittel zu erwähnen**, wie zum Beispiel Vitaminpräparate, Fischöl-Kapseln, Heilkräuter-Tees. Diese selbstverordneten Extras für die Gesundheit scheinen oft nicht erwähnenswert. Wegen möglicher Wechselwirkungen sollte ein Arzt aber wissen, was Sie alles einnehmen, wie oft und wie viel. Die Vielzahl der möglichen Wechselwirkungen ist enorm.
- ☐ **Gehen Sie eventuell wegen derselben Beschwerden zum Heilpraktiker, Homöopathen oder nehmen Traditionelle Chinesische Medizin in Anspruch?** Notieren Sie sich auch das. Und sprechen Sie es auch an. Es ist nicht sinnvoll, dies zu verschweigen, vielleicht weil man eventuell befürchtet, der Arzt heiße das nicht gut.
- ☐ **Notieren Sie alle Fragen, die Ihnen vor dem Arztbesuch durch den Kopf gehen.** Im Arztzimmer fällt einem manchmal vieles nicht mehr ein. Auch an Ihre Ängste und Bedenken können Sie sich mit einer schriftlichen Notiz besser erinnern. Hier ist es ebenso wichtig, dass Sie diese ansprechen. Nur so kann Ihr Behandler darauf eingehen. Wenn Sie als Patient ihre Bedenken zum Beispiel gegenüber einem bestimmten Präparat nicht ansprechen und stattdessen das Medikament zu Hause gar nicht oder nur unregelmäßig einnehmen, ist die Chance einer erfolgreichen Therapie auf einer Vertrauensbasis vertan.

Zählt wirklich der erste Eindruck?

Der erste Eindruck ist ein Phänomen, dem sich niemand entziehen kann. Zwischen 150 Millisekunden (etwa eine Sechstelsekunde) und 90 Sekunden dauert der Rundum-Check unseres Gegenübers. Dann steht bereits das Urteil: Ist der Arzt oder die Ärztin vertrauenswürdig, sympathisch, kompetent? Allerdings: Ein wertfreier erster Eindruck existiert nicht. Und der erste Eindruck prägt auch den zweiten, denn wenn wir jemanden sympathisch finden, begegnen wir ihm freundlich, und darauf reagiert unser Gegenüber, ist vielleicht auch nett und zugewandt und darauf reagieren auch wir wieder. Entscheidend bleibt oft der erste Eindruck – egal ob positiv oder negativ. Früh erlernen bereits Kinder durch Erziehung, Medien und eigene Wahrnehmung Vorurteile über Personen mit bestimmten Signalen. Wir haben Bilder von Stereotypen abgespeichert: der Porsche-Fahrer, die Lehrerin, der Bartträger, der Beamtentyp und viele mehr.

Natürlich ist es möglich, später den ersten Eindruck aktiv zu revidieren, wenn wir nachdenken und realisieren, dass beim ersten Eindruck etwas schiefgelaufen ist.

Was den ersten Eindruck beeinflusst

Starke Signale wie eine auffällige Frisur oder eine grelle Haarfarbe, ein lautes Kichern oder eine ungewöhnlich tiefe Stimme und stark auffallender Schmuck sind einprägsam. Wir neigen dazu, vor allem diese Auffälligkeiten, die von der Norm abweichen, wahrzunehmen und übersehen schwächere Signale. Umso schneller geht unsere Stereotypen-Schublade im Gehirn zu. Wir meinen, den Menschen bereits gut beurteilen zu können – oft nur aufgrund eines einzigen Signals, das alles andere überstrahlt. Auch das sogenannte Priming, eine Art unbewusste Beeinflussung der Informationsverarbeitung durch Hinweisreize, leitet unsere Wahrnehmung in eine bestimmte Richtung. In einer US-Studie sollten Testpersonen Fotos von unbekannten Menschen beurteilen. Wer zuvor aber Fotos des berüchtigten Boxers Mike

Tyson (oder in einer anderen Gruppe des berühmten Schauspielers Denzel Washington) gesehen hatte, beurteilte die Fotos der unbekannten Menschen – alle mit dunkler Hautfarbe – gänzlich unterschiedlich. Bei Tyson waren die Beurteilungen eher negativ, bei Denzel Washington eher positiv.
Gute-Laune-Effekt: Die eigenen Gefühle und die emotionale Grundstimmung beeinflussen die Wahrnehmung. Glücksgefühle oder eine depressive Verstimmung ändern die Wahrnehmung ebenso wie akuter Stress. Das vermehrt ausgeschüttete Adrenalin – ein Aufmerksamkeitshormon – sensibilisiert unsere Wahrnehmung. Chronischer Stress, wie zum Beispiel eingreifende persönliche Erlebnisse, verändern über das Stresshormon Cortisol die emotionale Grundfärbung unserer Gedanken und damit der Beurteilung anderer.
Primäreffekt: Wir behalten diejenigen Informationen, die wir als Erstes erhalten oder von einer Person wahrnehmen, besonders gut. Sprechen Sie zum Beispiel mit mehreren Personen nacheinander über das gleiche Thema, dann kann der Inhalt des ersten Gesprächs die Beurteilung der nachfolgenden Gespräche und Informationen sozusagen steuern.

Erster Eindruck im Energiesparmodus

Evolutionsbiologisch macht dieses blitzschnelle Scannen beim ersten Treffen durchaus Sinn: So konnten unsere Vorfahren in der Savanne schnell entscheiden, ob ein sich nähernder Fremder Freund oder Feind, krank oder gesund sein könnte.

Unser Gehirn ist ein regelsuchendes System. Deshalb vereinfacht es viele Eindrücke und Beurteilungen und spart dadurch Energie und Ressourcen. Das ist ein sehr effizientes Vorgehen, mit dem Nachteil, dass wir im Laufe unseres Lebens einige Schubladen bilden, in die wir Menschen schnell einsortieren: Bei ordentlicher Kleidung, perfektem Haarschnitt und gepflegtem Äußeren schließen wir eher auf Gewissenhaftigkeit und Vertrauenwürdigkeit. Das ist nur ein Beispiel, aber wenn Sie ihre Einschätzungen von Personen aufgrund des ersten Eindrucks überprüfen, werden Sie sicher einige solcher Situationen nachvollziehen können.

Sie treffen das erste Mal einen Behandler

Nehmen wir an, Sie betreten ein Sprechzimmer und sehen den neuen Arzt oder die Ärztin das erste Mal. Was geschieht dann – unbewusst – in Ihrem Kopf? Die erste Wahrnehmung ist der optische Eindruck der Gesamtheit der Person: Kleidung, Haare, Gesichtsausdruck. Allein 200 einzelne Muskeln sind in Aktion, um im Gesicht Empfindungen wie Freude, Ekel oder Wut auszudrücken: Selbst kleinste Mikroexpressionen erkennen wir bei unserem Gegenüber und spüren so zum Beispiel, ob jemand aufrichtig ist. Wir beurteilen sofort, ob das Gesicht freundlich ist. Dann hören wir die Stimme und auch hier weisen wir allein aufgrund der Klangfarbe bestimmte Charaktereigenschaften zu. Wenn wir jemandem näherkommen, wirkt der Geruch. Der Duft wirkt unbewusst, und wiederum entscheiden wir schnell über Sympathie und Antipathie.

Bewegungen wie der Gang eines Menschen sind ein weiterer Faktor. Der Wiener Humanethologe Karl Grammer ließ Testpersonen 30 Sekunden lang ohne Musik tanzen und konnte daraus eine Persönlichkeitsanalyse erstellen. Unser Gehirn bewertet ebenso, ob wir jemanden für tolerant, gewissenhaft oder stabil halten.

Ganz zum Schluss erst realisieren wir, was derjenige uns sagt, und verstehen seine Worte. Diese kognitive Analyse, das verstandesmäßige Verstehen, belegt in der Hierarchie der Eindrücke das Schlusslicht. Ehe Sie als Patient oder der Arzt also etwas sagen, steht ein erster Eindruck vom jeweiligen Gegenüber nahezu fest. Und alles, was dann gesprochen wird, unterliegt zumindest zum Teil dem unbewussten ersten Eindruck.

Eine Studie der Psychologen Peter Borkenau und Anette Liebler von der Universität Halle bestätigte dies Ende der 1990er-Jahre: Sie nahmen Testpersonen 90 Sekunden lang auf Video ohne Ton auf, während sie einen Raum betraten, sich hinsetzten und ein Schriftstück vorlasen. Filmbetrachter schätzten dann deren Persönlichkeitsmerkmale ein, was mit den Selbsteinschätzungen der Dargestellten verglichen wurde. Besonders sicher wurden erkannt: extrovertiert/introvertiert, kultiviert/grob, gesellig/einzelgängerisch, risikobereit/vorsichtig, sozial verträglich/sozial unverträglich, genau/ungenau, gesprächig/schweigsam, gewissenhaft/nachlässig.

Auch an der Art des Händedrucks beurteilen Menschen Eigenschaften anderer: Dies untersuchten Studenten des Psychologen Dr. William Chaplin von der Universität von Alabama/USA. Testpersonen schüttelten nur die Hand ihres Gegenübers, konnten denjenigen aber nicht sehen, und sollten dann aufgrund der Art, der Festigkeit, Feuchtigkeit und Wärme der Berührung über Charaktereigenschaften urteilen. Sie kamen zu Einschätzungen wie willensstark, aufgeschlossen, scheu oder gesellig.

Die Neurobiologie des ersten Eindrucks

Damit unser Gehirn schnelle Einschätzungen vornehmen kann, bedient es sich womöglich einer Art Hilfsmechanismus: Sogenannte Spiegel-Neurone könnten beim Blick in die Seele des anderen helfen. Sie wurden 1992 in Affen erstmals beschrieben, aber vermutet werden sie auch im menschlichen Gehirn und mit wichtigen Leistungen in Verbindung gebracht.

Sie kennen vielleicht das Phänomen: Ihr Gegenüber gähnt und mit einer hohen Wahrscheinlichkeit gähnen auch Sie. Sie verschränken Ihre Arme und auch Ihr Gegenüber verschränkt sie. Wir simulieren sozusagen die Gestik und Mimik des anderen, um ihn besser wahrnehmen und einschätzen zu können. Das ist eine gute Basis für das gemeinschaftliche soziale Miteinander und Mitgefühl.

Kommunikation – miteinander reden und entscheiden

Jedes Gespräch, jede Information ist wichtig. Die Arzt-Patienten-Kommunikation hat eine Vielzahl von Aufgaben:

- Sie dient dem Informationsaustausch, damit ein Therapeut alles von seinem Patienten erfährt und der Patient alle Informationen vom Arzt, Psycho- oder Physiotherapeuten erhält.
- Das Gespräch miteinander ist die Basis für Sicherheit und Verständnis und schafft Vertrauen.
- Kommunikation und Interaktion zwischen Arzt und Patient haben – im besten Falle – einen positiven Einfluss auf Krankheitssymptome und unterstützen die Therapie.

Deshalb sollten Ärzte, medizinische Fachkräfte, Physiotherapeuten wie Psychotherapeuten verständlich sprechen, auf Fachjargon verzichten und möglichst an Beispielen erklären, was gemeint ist. Sie könnten zur Kontrolle am Ende kurz das Gesagte zusammenfassen. Fragen Sie nach, wenn Sie als Patient etwas nicht verstanden haben, und bitten Sie um nochmalige Erläuterung.

Nehmen wir an, Sie leiden unter leichtem Bluthochdruck und sind ein geübter Handwerker, dann könnte ein Arzt Ihnen vielleicht sehr bildhaft und verständlich erklären, dass aus dem biegsamen Gummischlauch „Arterie“ bei Ihnen ein dünnes, hartes Rohr geworden ist. Das Herz muss gegen diesen Widerstand ankämpfen. Die Medikamente gegen Bluthochdruck schaffen es, aus dem unflexiblen Rohr mit kleinem Durchmesser wieder ein Rohr zu machen, dass mehr Flüssigkeit durchlässt und den Druck verringert.

Missverständnisse schaden

Der US-amerikanische Arzt Bernard Lown, berühmt für seine vielfältigen Entdeckungen im Bereich der Kardiologie, berichtet in seinem Buch „Die verlorene Kunst des Heilens“ über eine eindrückliche Begebenheit. Bei einer Visite begegnete ihm ein Patient, der sich von einem Herzinfarkt bis dahin gut erholt hatte. Bei der Visite erscheint ihm der Patient nicht nur niedergeschlagen und bedrückt, der Patient hat auch Anzeichen einer beginnenden Herzinsuffizienz, er hat einen viel zu schnellen Pulsschlag. Da sich dies medizinisch nicht recht erklären ließ, fragte Dr. Lown den Patienten, was ihn so belaste. Der Patient berichtete darauf von seinem Tag: „Der Assistenzarzt sagte mir, dass ich einen Herzinfarkt erlitten habe. Der Stationsarzt sprach von einem frischen Myokardinfarkt, der Oberarzt von einer Koronararterienthrombose und der diensthabende Arzt schließlich von einer akuten ischämischen Episode.“ „Wie“, so fragte der Patient, „kann ein Mensch überleben, wenn so vieles mit seinem Herzen nicht in Ordnung ist?“ Und er berichtet weiter, dass es noch schlimmer kam. Als er eine Pflegekraft fragte, was denn nun eigentlich mit ihm los sei, antwortete sie: „Fragen Sie lieber nicht.“

Der schlechte Zustand des Patienten war nicht die Folge der Erkrankung oder von Komplikationen, er war vielmehr Folge eines Missverständnisses, einer fehlgeschlagenen Kommunikation. All die verschiedenen Begriffe, die dem Patienten Angst machten und signalisierten, dass er an einer Vielzahl von Herzkrankheiten leide, meinten letztlich ein und dieselbe Erkrankung, seine nachvollziehbaren Sorgen und Nöte waren vollkommen überflüssig.

aus Bernard Lown, Die verlorene Kunst des Heilens, Schattauer Verlag 2003, Seite 66

Klar alle Themen ansprechen

Patienten mit chronischen Gesundheitsproblemen haben meist schon viele medizinische Gespräche geführt. Sie sollten dennoch einem Arzt oder einer Ärztin beim ersten Treffen offen gegenübertreten und versuchen, die bereits gemachten Erfahrungen nicht auf ihn oder sie zu übertragen. Zur Offenheit gehört auch, dass Patienten ihr Unbehagen äußern, wenn ihnen die Gesprächsatmosphäre missfällt.

Sie dürfen auch sagen, dass Ihnen Informationen Sorgen bereiten und sie lieber nicht genau Bescheid wissen wollen. Ärzte sind dazu verpflichtet, Sie über eine Behandlung aufzuklären. Sie haben aber als Patient auch ein Recht auf „Nichtwissen" und können zum Beispiel bitten, dass Ihnen nur die wichtigsten Nebenwirkungen berichtet werden, zum Beispiel solche, die einen erneuten Arztbesuch notwendig machen. Wenn Sie Bedenkzeit benötigen oder eine zweite Meinung einholen möchten, sagen Sie auch das ganz klar. Noch ein wichtiger Punkt: Seit Bildschirmarbeit in jeder Praxis und Klinik Einzug gehalten hat, schreiben Mediziner meist direkt ihre Anmerkungen in den PC. Dies ist im Zuge der Digitalisierung hilfreich, genauer als handschriftliche Notizen und spart auch Zeit. Der Blick auf den Bildschirm ist also keine Unaufmerksamkeit, sondern notwendig. Das sollte Sie nicht irritieren.

Stimmt die Chemie zwischen Arzt und Patient partout nicht, kann genau das Gegenteil des erwünschten Ergebnisses – eine Abschwächung der therapeutischen Wirkung – eintreten. Besser ist es, offen mit Bedenken, Missverständnissen oder Vorbehalten umzugehen. Auch den Therapeuten zu wechseln, kann in seltenen Fällen eine Maßnahme sein.

Der Faktor Arzt

Patienten, das haben einige Studien gezeigt, wollen auf einer kognitiven – also verstandesmäßigen – Ebene Informationen von einem Arzt, aber ebenso auf einer gefühlsmäßigen Ebene Anteilnahme und Empathie spüren.

Der Faktor Arzt und seine Art der Vermittlung von Informationen beeinflussen körperliche Funktionen und damit Placebo- und Nocebo-Effekte.

Selbst minimale Veränderungen in der Interaktion sind wirksam, zum Beispiel ob der Arzt sitzt oder steht, ob er den Patienten beim Gespräch anschaut oder auf seinen PC-Bildschirm blickt. Ärzte, die eine warme, freundliche und beruhigende Haltung einnehmen, seien wirksamer bei der positiven Beeinflussung der Gesundheitsergebnisse als Ärzte, die die Konsultationen formell halten, betont Andrea Evers, Professorin für Gesundheitspsychologie an der Universität Leiden und seit vielen Jahren in der Placebo-Forschung aktiv.

Was Behandler eigentlich meinen ...

Nicht immer ist die Wortwahl im Arztgespräch geeignet, um bei Patienten Ängste und Bedenken zu zerstreuen. Unbeabsichtigt verwenden Behandler Begriffe, die sprachlich missverständlich sind. Davon sollten Sie sich nicht beeinflussen lassen.

„Der Befund war negativ" bedeutet, dass nichts Auffälliges, also nichts „Bösartiges" oder Beunruhigendes, bei einer Untersuchung gefunden wurde. Eine positive Nachricht.

„Wir machen Sie jetzt mal fertig" bedeutet, dass alles unternommen wird, um Sie schonend auf eine Untersuchung oder einen Eingriff vorzubereiten. Das hat nichts mit der anderen Wortbedeutung von „fertig machen" („piesacken" oder „demoralisieren") zu tun.

„Jetzt holen wir mal was Gutes aus dem Giftschrank": In manchen Krankenhäusern wird der Tresor, in dem starke Medikamente, zum Beispiel Opiate, aufbewahrt werden, umgangssprachlich als Giftschrank bezeichnet. Wenn man also für Sie ein Medikament aus dem Giftschrank holt, erhalten Sie wahrscheinlich ein stark wirksames Medikament – aber niemand hat vor, Sie zu vergiften.

Wer sagt was und wie

Einige Studien – und dies ist nur eine kleine Auswahl – sollen Ihnen zeigen, dass das WAS ebenso entscheidend ist wie das WIE.

Ein Video erklärt anschaulich: Die Psychologin Lauren Heathcote vom Londoner King's College zeigte Patienten vor einer Impfung ein vierminütiges Video, wie die Antikörper nach der Impfung im Körper wirken und dass Nebenwirkungen wie Müdigkeit die gute Arbeit der Antikörper zeigen. Daraufhin spürten die Patienten weniger Nebenwirkungen und machten sich weniger Sorgen im Vergleich zu Patienten, die nur formell ohne bildhafte Erklärung informiert wurden.

Erklärungen über Nebenwirkungen: Die Psychologin Kari Leibowitz von der Stanford Universität in Kalifornien untersuchte 2020 in einer randomisierten Studie den Einfluss der Kommunikation bei der Desensibilisierung (Allergietherapie, um den Körper an ein Allergen zu gewöhnen) von Patienten mit einer Erdnussallergie. Eine Gruppe erhielt weitreichende Informationen über die Nebenwirkungen der Desensibilisierung und vor allem, dass die Nebenwirkungen ein gutes Zeichen sind, weil der Körper aktiv arbeitet und das Immunsystem sozusagen „schlau macht". Die andere Gruppe erhielt standardisierte Informationen ohne diese weiteren Erklärungen. Die ausführlich informierte Gruppe verzeichnete weniger Nebenwirkungen, kontaktierte seltener den behandelnden Arzt aus Sorge wegen der Nebenwirkungen, und ihr Immunsystem agierte auch aktiver in Bezug auf die Allergentoleranz. Das heißt, die Desensibilisierung hatte einen besseren Effekt.

Verdeckt oder offen? Wie stark der „Faktor Arzt" Einfluss nimmt, zeigte der Neurowissenschaftler Jon D. Levine von der Universität von Kalifornien in San Francisco bereits 1984 in einem wegweisenden Artikel in der angesehenen wissenschaftlichen Fachzeitschrift „Nature". In unterschiedlichen Experimenten erhielten Patienten nach einer Operation Medikamente gegen ihre Schmerzen. Die eine Gruppe wusste nicht, wann das Schmerzmittel der Infusion über eine automatische Steuerung beigemischt wurde.

Die andere Gruppe erhielt die Injektion des Schmerzmittels von einem Arzt oder einer Ärztin mit den Worten, dass sie jetzt ein potentes Schmerzmittel bekämen. Mehrere Studien – darunter auch Arbeiten von Fabrizio Benedetti von der Universität in Turin, übrigens einst Student bei Jon D. Levine – haben bestätigt, dass eine vom Arzt angehängte Schmerzmittelinfusion der Verabreichung per computergesteuerter Pumpe deutlich überlegen ist. Nicht zuletzt aufgrund des persönlichen Gesprächs zu Ablauf und Wirkung der Infusion konnte die Wirksamkeit nahezu verdoppelt werden. Zu bedenken ist hier, dass in dieser Versuchsanordnung der Patient in dieser Studie nicht wusste, ob er über die Pumpe gerade behandelt wird oder nicht.

Ganz anders ist es bei einer sogenannten PCA (Patienten-kontrollierte Analgesie/Schmerzlinderung), bei der der Patient die Pumpe via Computer selbst steuert. Und sie wirkt genau deshalb so gut, weil die Steuerung beim Patienten selbst liegt. Hier weiß ein Patient natürlich, wann er die Pumpe mit dem Schmerzmedikament aktiviert. Das ist eine äußerst effektive, gute Methode zur Behandlung von Schmerzen.

Es ist also beides wichtig: Der persönliche Kontakt zu einem Behandler kann die Wirkung von Therapien verbessern, aber auch das Wissen, dass man behandelt wird oder selbst die Behandlung wie bei der PCA steuert. Deshalb ist es so wichtig, zu verstehen, warum und wogegen man seine Medikamente einnimmt.

Empathie überwindet Hürden: Das Forscherteam Prof. Winfried Rief und Anna Seewald von der Universität Marburg ging der Frage nach, wie Therapeuten negative Erwartungen von Patienten bei einer Psychotherapie beeinflussen können. Pessimistische Erwartungen, ob eine Psychotherapie hilfreich ist, sind bei Patienten und Patientinnen nicht selten – und sie vermögen den Erfolg einer Therapie zu beeinträchtigen. „Emotionale Wärme und Kompetenz von Therapeuten und Therapeutinnen sind entscheidend für die Veränderung negativer Therapieerwartungen“, fasst die Psychologin Anna Seewald von der Abteilung für Klinische Psychologie und Psychotherapie der Universität Marburg das Ergebnis zusammen. In einer Online-Studie erzeugten Anna Seewald und Winfried Rief negative Erwartungen bei Studienteilnehmenden: Sie hörten einer skeptischen Patientin zu, die von einer schwachen Studienlage und geringen Effektivität der Psychotherapie bei der Bewältigung von Stress erzählte. Im nächsten Schritt sahen sich die Teilnehmenden dann ein Video an, in dem ein Therapeut einer Patientin positive Informationen über die Effektivität von Psychotherapie bei Stress vermittelte. Dabei wurde die emotionale Wärme der Kommunikation und die Ausstrahlung der Kompetenz des Therapeuten variiert. Nach den Videos gaben die Teilnehmenden ihre Erwartung darüber ab, ob eine Psychotherapie ihnen helfen könne. Die anfänglich negative Erwartung wurde am besten verändert, wenn der Therapeut im Video hohe Kompetenz vermittelte und eine starke Wärme ausstrahlte. „Dieses Ergebnis kann Therapeuten und Therapeutinnen eine hilfreiche Verhaltensrichtlinie aufzeigen, wenn sie Patienten mit einer negativen Erwartungshaltung gegenübertreten", erklärt Anna Seewald.

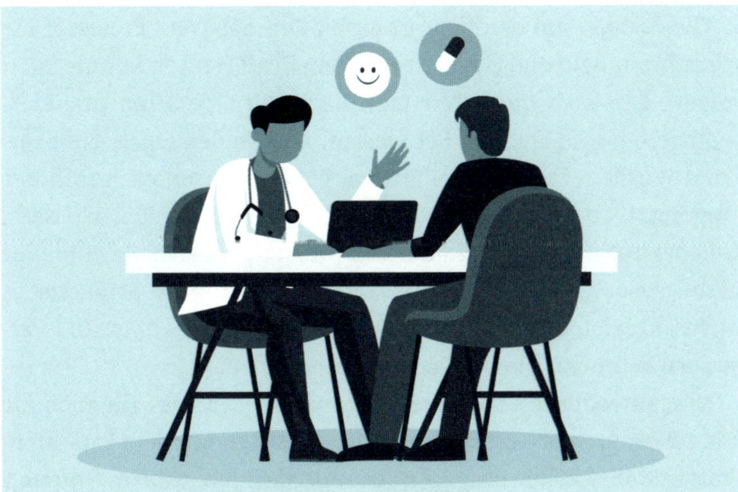

Strahlt ein Therapeut Kompetenz und zugleich emotionale Wärme aus, ist also empathisch, wirkt dies negativen Erwartungen des Patienten entgegen.

Worte beeinflussen auch unter Narkose

Spannende Erkenntnisse brachten 2020 multizentrische Studien aus Bochum, Regensburg, Kassel, Köln und München. Einige Hundert Patienten und Patientinnen, die sich einer Operation unterziehen mussten, erhielten während der Narkose über Kopfhörer Musik und therapeutische Suggestionen zugespielt – ähnlich wie vielleicht in einer Hypnosesitzung. Zum Beispiel: „Sie schlafen tief und fest. Alles, was Sie hören, sehen und fühlen, hilft Ihnen sich wohlzufühlen. Deshalb können Sie sich darauf konzentrieren, dass Ihr Körper seinen eigenen Weg findet, um gesund zu werden. Wenn Sie aufwachen, wird Ihr Körper nach und nach wieder seine normalen Funktionen aufnehmen. Sie produzieren Speichel und können wieder schlucken und essen ..."

Das geht eine ganze Weile so weiter, dazu noch die beruhigende Musik. Alle Patienten waren narkotisiert. Und dennoch: Patienten, die ein erhöhtes Risiko hatten, nach der Narkose unter Übelkeit und Erbrechen zu leiden, profitierten besonders von den unter der Anästhesie gehörten Worten. Die Übelkeit reduzierte sich um fast die Hälfte.

Die Gruppe um den pensionierten Regensburger Professor für Anästhesiologie und Hypnoseexperten Ernil Hansen konnte auch zeigen, dass sich die Schmerzen nach der Operation um 25 % reduzierten und weniger Schmerzmittel von den Operierten verlangt wurden. Die Kontrollgruppe bekam nur einen Kopfhörer aufgesetzt, aber ohne Ton, sodass auch die Ärzte nicht wussten, welcher Patient Suggestionen und Musik gehört hatte und wer nicht. Also selbst in Narkose, wenn das kritische Bewusstsein nicht aktiv ist, erreichen Informationen den Patienten und verändern Schmerz, Übelkeit und Wohlbefinden.

Wie gut wäre es also, diese Effekte zu nutzen! Das gilt auch für das vorbereitende Gespräch des Anästhesisten mit dem Patienten. Statt nur die Risiken einer Narkose aufzuzählen, wäre es hilfreich zu beschreiben, wie gut er sich während der Narkose kümmern und auch den Aufwachprozess begleiten wird. Eine Narkose, das werden sicher viele bestätigen, macht zunächst oft Angst. Es ist ein Zustand, den wir nicht kennen, den wir auch nicht mehr beeinflussen können und dem wir uns hilflos ausgeliefert sehen. Nocebo-Effekte könnten sich durch gute positive Kommunikation reduzieren lassen. Das zeigen die Studien von Ernil Hansen.

Von Angesicht zu Angesicht oder online?

Vielleicht haben Sie auch schon einmal Ihren Arzt online konsultiert? Man sieht sich auf dem Bildschirm, bespricht die Beschwerden, diskutiert eine mögliche Therapie. Der Weg in die Praxis oder Ambulanz fällt weg, Zeit ist gespart, für den Patienten wie den Arzt. Das wird nicht die Zukunft für alle Konsultationen sein, und Sie ahnen, dass diese Form der Telemedizin den leichteren Beschwerden vorbehalten ist.

Eine interessante Frage ist: Wirken Placebo- und Nocebo-Effekte auch über einen digitalen Kanal, wenn Sie als Patient Ihrem Arzt nicht physisch gegenübersitzen und er zum Beispiel die schmerzende Stelle nicht abtasten kann? Wie wird hier Vertrauen vermittelt und Ängsten entgegengewirkt? Sprechen Sie als Patient genauso offen, wenn Sie nur das Bild des Arztes auf dem Bildschirm, möglicherweise nur den Kopf und nicht die ganze Person, sehen?

Das sind viele offene Fragen, und da Diagnose und Behandlungen immer häufiger online stattfinden werden, besteht hier definitiv weiterer Forschungsbedarf. Eine erste Antwort hat Moa Ponten von der Abteilung für Klinische Neurowissenschaften am Karolinska Institut in Schweden gefunden. Sie analysierte 2023 mit einem Team Forschungsstudien, um den Unterschied bei Erwartungseffekten zwischen der direkten persönlichen und einer Online-Behandlung herauszufinden. Dabei wurden sowohl psychiatrische Erkrankungen als auch körperliche Beschwerden behandelt. Von zunächst 7045 Studien erfüllten nur 62, aber im Detail nur sechs Studien, die Kriterien, die Dr. Moa Ponten zusammen mit Prof. Karin Jensen auswerten konnte. Das Ergebnis der Analyse: Erwartungseffekte wirken bei der Online-Behandlung ebenso stark wie bei der Face-to-Face-Therapie. Wenn diese Befunde in Zukunft durch weitere großangelegte Studien bei verschiedenen Erkrankungen und Patientengruppen bestätigt werden, ergibt dies ein hoffnungsvolles Bild: So scheint die Wirkung von Erwartungseffekten bei Online-Konsultationen nicht verloren zu gehen, was bedeutsam ist für die Behandlung von Patienten mit chronischen Erkrankungen, mit eingeschränkter Mobilität oder auch in ländlichen Regionen.

Ich entscheide mit!

Zu einer Kommunikation auf Augenhöhe gehört, dass Arzt und Patient gemeinsam entscheiden, welcher Therapieweg eingeschlagen wird. In den allermeisten Fällen zeichnen sich nach einer Diagnose mehrere Optionen für eine Behandlung ab. Es stehen entweder unterschiedliche OP-Methoden zur Auswahl (minimalinvasiv durch kleine Schnitte mittels Endoskop oder in einer konservativen Operation, wo das OP-Gebiet freigelegt wird) oder verschiedene pharmakologische Alternativen mit jeweils unterschiedlichem Nutzen und unterschiedlichen Risiken. Ihr Arzt wird Ihnen raten, welches Medikament er in Ihrer Situation für geeignet hält.

Ebenso können Arzt und Patient auch entscheiden, erst einmal abzuwarten, wie sich die Symptome und die Krankheit entwickeln. Rechtlich hat jeder Patient ein Selbstbestimmungsrecht, das im Patientenrechtegesetz festgelegt ist. Der Sinn dieser partizipativen Entscheidungsfindung ist, dass der Patient informiert ist und auf Augenhöhe mit dem Arzt mitentscheidet. Dazu braucht es oft eine Bedenkzeit und zusätzliche Informationen. Kommunikation ist bei der gemeinsamen Entscheidungsfindung ausschlaggebend.

Patientenrechtegesetz

Das Gesetz zur Verbesserung der Rechte von Patienten und Patientinnen gilt für die Bundesrepublik Deutschland in seiner erweiterten Form seit dem 26. Februar 2013. Es fasst viele Vorschriften, Verordnungen und Regelungen aus anderen Gesetzesgrundlagen zusammen und ist in ihnen verankert. Dazu gehört die **Informationspflicht des Arztes,** sämtliche Umstände der Diagnose und Therapie verständlich zu erklären, und zwar **mündlich, persönlich und rechtzeitig**, sodass der Patient genügend Zeit hat, darüber nachzudenken und weitere Informationen einzuholen.

Der genaue Wortlaut im Bürgerlichen Gesetzbuch ist:

„Der Behandelnde ist verpflichtet, den Patienten über sämtliche für die Einwilligung wesentlichen Umstände aufzuklären. Dazu gehören insbesondere Art, Umfang, Durchführung, zu erwartende Folgen und Risiken der Maßnahme sowie ihre Notwendigkeit, Dringlichkeit, Eignung und Erfolgsaussichten im Hinblick auf die Diagnose oder die Therapie. Bei der Aufklärung ist auch auf Alternativen zur Maßnahme hinzuweisen, wenn mehrere medizinisch gleichermaßen indizierte und übliche Methoden zu wesentlich unterschiedlichen Belastungen, Risiken oder Heilungschancen führen können."

Bundesgesetzblatt Jahrgang 2013 Teil I Nr. 9, ausgegeben zu Bonn am 25. Februar 2013

Wichtig ist zu wissen, dass das Mitentscheiden den Behandlungserfolg verbessern kann. Allerdings besteht dieser Benefit des Mitentscheidens nur bei maximal einer Handvoll von Alternativen. Sind die Fragen und Auswahlmöglichkeiten zu komplex, dann schwindet der Nutzen. Die Berücksichtigung von individuellen Präferenzen kann sich über die positivere Erwartung auch positiv auf den Behandlungserfolg auswirken.

Nebenwirkungen entgegenwirken

Die Angst vor Nebenwirkungen nach einer Medikamenteneinnahme ist ein häufiger Auslöser von Nocebo-Effekten. Die Wahrscheinlichkeit steigt, dass Sie als Patient und Patientin umso mehr Nebenwirkungen spüren und unter ihnen leiden, je mehr Sie sie befürchten. Deshalb ist es so wichtig, den Faktoren entgegenzuwirken, die Nocebo-Effekte fördern: Unwissenheit, Sorgen, negativ gefärbte Vorinformationen.

Als Nebenwirkungen oder unerwünschte Wirkungen gelten alle nicht beabsichtigten Effekte eines Arzneimittels oder einer Therapie. Ein alter Spruch sagt aber: Wo es keine Nebenwirkungen gibt, da ist auch keine Wirkung. Das bedeutet: Wirksame Substanzen können potenziell immer auch unerwünschte Effekte auf Organsysteme hervorrufen. Mit welcher Wahrscheinlichkeit und in welchem Ausmaß, ist allerdings sehr unterschiedlich von Medikament zu Medikament und von Patient zu Patient.

Bevor ein neues Medikament zugelassen wird, muss es in klinischen Prüfungen seine Wirksamkeit beweisen und zeigen, dass keine bedrohlichen Nebenwirkungen auftreten. Aber je schwerer eine Erkrankung ist, umso höher ist die Toleranz der Behörden, auch gravierende, aber äußerst selten auftretende Nebenwirkungen in Kauf zu nehmen. Verordnet ein Arzt ein Medikament zur Behandlung einer Erkrankung, gilt es immer, das Nutzen-Risiko-Verhältnis genau abzuwägen.

Der Behandler Ihres Vertrauens klärt Sie darüber auf, ebenso wie der Apotheker. Wenn etwas unverständlich ist, sollten Sie unbedingt nachfragen. Denn nicht ausgeräumte Unsicherheiten können das Auftreten von Nocebo-Effekten wahrscheinlicher machen und die schützenden Effekte einer positiven Erwartung unterwandern. Sie selbst können beispielsweise folgende Fragen an den verschreibenden Arzt stellen:

- Warum soll ich das Medikament einnehmen?
- Welchen Vorteil habe ich davon?

- Welche Erfahrungen haben Sie als Arzt mit dieser Behandlung gemacht?
- Was sind mögliche Alternativen?
- Welche unerwünschten Wirkungen können auftreten, und was soll ich dann tun?

Wie entstehen Nebenwirkungen?

Nebenwirkungen entstehen, da viele Wirkstoffe keinen hochspezifischen Wirkmechanismus auf nur ein einzelnes Zielsystem haben, sondern verschiedene Wirkungen. Und zudem kann ein Medikament auch mit verschiedenen Systemen interagieren. So wirken Antibiotika nicht nur gegen krank machende Erreger, sondern auch gegen einige Darmbakterien, die für uns nützlich sind.

Dieses Prinzip lässt sich gut an den nichtsteroidalen Antirheumatika (NSAR), wie zum Beispiel Ibuprofen, erklären. Im Körper hemmt Ibuprofen bestimmte Enzyme (Cyclooxygenasen, COX), die für die Bildung von entzündungsvermittelnden Botenstoffen, den Prostaglandinen, zuständig sind. Ibuprofen wirkt deshalb entzündungshemmend, schmerzlindernd und leicht fiebersenkend. Die Wirkung hält etwa vier bis sechs Stunden. Im Fall von entzündungsbedingten Schmerzen ist das eine hilfreiche Kombination.

Allerdings sind die COX auch bei anderen Vorgängen im Körper beteiligt. Eine Hemmung kann darum auch zu Magen-Darm-Beschwerden wie Sodbrennen, Bauchschmerzen und Übelkeit führen. Und in der längerfristigen Anwendung können diese schmerz- und entzündungshemmenden Medikamente das Auftreten von Magengeschwüren begünstigen, da durch die COX-Hemmung weniger schützende Magenschleimhaut aufgebaut wird.

Die Prostaglandine, die gehemmt werden, spielen auch im Herz und in der Niere eine Rolle, sodass in der Langzeitanwendung unerwünschte Wirkungen auftreten können.

Auch eine eigentlich gewünschte Wirkung wie Blutdrucksenkung durch einen Betablocker kann zunächst als unangenehm empfunden werden (z. B. fühlt man sich schlapp), bis sich ein

Gleichgewicht zwischen der richtigen Medikamentenwirkung und den Anpassungsmechanismen des Körpers eingespielt hat.

Sie sehen, wenn man an einer Stelle in das komplexe Regulationssystem eingreift, kann das immer auch andere Wirkungen haben. Es wurden allerdings zunehmend hochspezialisierte medikamentöse Therapien entwickelt, wie zum Beispiel Immuntherapien, die ganz gezielt auf das Profil eines Tumors zugeschnitten sind, oder neue Antikörper, die gezielt in die Pathophysiologie der Migräne eingreifen. Aber auch hier gilt: Meist nutzt der Körper die Andockstellen für die Antikörper auch noch in anderen Systemen.

Der Beipackzettel

Alle potenziell möglichen Nebenwirkungen von Medikamenten werden im Beipackzettel des Arzneimittels, der strenge arzneimittelrechtliche Bestimmungen erfüllen muss, benannt. Dort werden alle Nebenwirkungen, die zum Beispiel in klinischen Studien aufgetreten sind, aufgelistet, auch wenn nicht vollkommen sicher ist, ob diese wirklich auf das Medikament zurückzuführen sind. Daher werden selbst für relativ harmlose Medikamente ganze Litaneien von sehr häufigen bis sehr seltenen Nebenwirkungen aufgelistet. Das gilt für verschreibungspflichtige wie freiverkäufliche Medikamente. Aufgeführt werden zum Beispiel seltene Nebenwirkungen (treffen auf einen von 10.000 Behandelten zu) wie allergische Reaktionen bis zum allergischen Schock, Hautreaktionen und Veränderungen des Blutbilds – eine oft durchaus beängstigende Menge an Warnhinweisen zur Einnahme. Natürlich ist es wichtig, dass der Beipackzettel Hinweise zu potenziell lebensbedrohlichen Schädigungen zum Beispiel bei massiver Überdosierung des Medikaments enthält. Ebenso muss darauf hingewiesen werden, dass auch eine längerfristige Einnahme von nur geringeren Dosierungen je nach Vorerkrankungen zu gravierenden Problemen führen kann.

Dennoch spiegelt die lange Liste der potenziell unerwünschten Wirkungen das Verhältnis von Patienten, die das Medikament gut vertragen, und zu denjenigen, bei denen unerwünschte Wirkungen auftreten, nicht adäquat wider. Bei verschreibungspflichtigen Medikamenten hat ein Arzt die Aufklärung über die Nebenwirkungen bereits geleistet, nachdem er nach genauer Abwägung der Indikation das Präparat für seinen Patienten für sinnvoll hält. Auch der Apotheker hat sicher nochmals darauf hingewiesen.

Für eine realistische Einschätzung des Risikos, Nebenwirkungen zu spüren, sollte man wissen, wie die Informationen im Beipackzettel zu verstehen sind.

Wie lese ich einen Beipackzettel?

Jeder Medikamentenpackung, die Sie – meist von Ihrem Apotheker oder Ihrer Apothekerin – erhalten, liegt der sogenannte Beipackzettel bei. Sie als Patient sind aufgefordert, all diese Informationen sorgfältig zu lesen. Ganz wichtig ist: Lassen Sie sich von all den vielen Informationen nicht verunsichern! Sie entscheiden, was Sie unbedingt an praktischen Details wissen müssen und wie Sie die Informationen für sich persönlich bewerten. Was Sie wahrscheinlich über den Inhalt des Beipackzettels nicht wussten:

Sie suchen im Beipackzettel vergeblich nach klaren Informationen, bei wie viel Prozent derjenigen, die das Medikament einnehmen, mit einer Besserung der Symptome zu rechnen ist. Sie suchen vergeblich nach genauen Erklärungen über den Mechanismus, der die erwünschten Effekte des Medikaments bewirkt. Sie suchen vergeblich nach exakten Hinweisen, wann mit einer Linderung zu rechnen ist. Dabei stehen auf der Nutzenseite bei der therapeutisch richtigen Medikamenteneinnahme vor allem viele positive Aspekte wie die Genesung von Beschwerden und eine Behandlung, die verhindert, dass später viel weitreichendere Maßnahmen notwendig werden: zum Beispiel die Besserung einer Depression durch Antidepressiva, das verbesserte Allgemeinbefinden bei einer Grippe durch Fiebersenker, das stark verringerte Risiko einer Herz-Kreislauf-Erkrankung, wenn man den Blutdruck senkt, die Schmerzlinderung bei einer Kopfschmerzattacke.

Nebenwirkungen, die im Beipackzettel aufgeführt sind, haben nicht zwingend mit dem Medikament zu tun. Das ist verwirrend. Der Gesetzgeber hat festgelegt, dass alle Nebenwirkungen, die zum Beispiel in klinischen Studien aufgetreten sind, aufgelistet werden, auch wenn nicht geprüft ist, ob diese wirklich auf das Medikament zurückzuführen sind. Alle potenziell möglichen Nebenwirkungen von Medikamenten (z. B. Übelkeit, Kopfschmerzen oder eine Hautreaktion) müssen nach den strengen arzneimittelrechtlichen Bestimmungen im Beipackzettel des Arzneimittels erwähnt sein. Das ist erst einmal gut und im Sinne der Sicherheit für die Patienten.

Häufig ist nicht gleich häufig. Der Sprachgebrauch im Zusammenhang mit Häufigkeiten im Beipackzettel ist leider oft missverständlich oder verwirrend, wenn man sich nicht intensiv mit mathematischen Wahrscheinlichkeiten beschäftigt. Im normalen Sprachgebrauch bewerten wir Prozentzahlen bei Wahrscheinlichkeiten intuitiv anders. Deshalb sind hier Erklärungen dringend notwendig.

Wahrscheinlichkeiten von Nebenwirkungen

Die Angabe darüber, wie wahrscheinlich eine unerwünschte Wirkung bei wie vielen Behandelten auftritt, ist gesetzlich so vorgegeben:

Sehr häufig: über 10 %, also mehr als einer von zehn Behandelten
Häufig: 1 bis 10 %, also maximal zehn von 100 Behandelten
Gelegentlich: 0,1 bis 1 %, also maximal zehn von 1000 Behandelten
Selten: 0,01 bis 0,1 %, also maximal zehn von 10.000 Behandelten
Sehr selten: weniger als 0,01 %, also maximal einer von 10.000 Behandelten

Nocebo-Effekt: Beipackzettel, Torschütze und Schokolade

Die statistischen Angaben zu den möglichen Nebenwirkungen verunsichern Patienten. Die Standardformulierung bedeutet: mehr als einer von zehn Behandelten. Das wird als „sehr häufig" bezeichnet, aber dies ist ein völlig ungewohnter Sprachgebrauch für uns. Wer würde schon sagen, dass ein Fußballstürmer sehr häufig das Tor trifft, wenn er neun von zehn Bällen verschießt?

Dies ist ein alternativer Erklärungsversuch: Stellen Sie sich mal den Beipackzettel für eine Tafel Schokolade vor. Die Liste der möglichen Nebenwirkungen in einem Beipackzettel wäre sehr lang. So kann man auf einer geschmolzenen Schokolade ausrutschen und sich das Genick brechen, sich an einem zu großen Stück verschlucken, ersticken oder bei einer bisher unbekannten Erdnussallergie in einen tödlichen Schockzustand mit Atemnot und Kreislaufversagen geraten. Das ist sicher sehr selten – wie auch viele mögliche Nebenwirkungen, die in Beipackzetteln von Medikamenten aufgeführt sind. Wenn Sie eine Schokolade verzehren, vielleicht gar eine halbe Tafel, ist die Wahrscheinlichkeit beträchtlich, dass Sie hinterher unter Völlegefühl leiden. Sie könnten müde und unkonzentriert werden. Wenn Sie häufig (!) eine ganze Tafel verputzen, sind Übergewicht, Diabetes, daraus resultierende mangelnde körperliche Aktivität sowie ein Herz- oder Schlaganfall durchaus möglich. Auch die Zahnschäden durch Karies, falls man sich nicht zügig nach dem Genuss die Zähne putzt, darf man nicht vernachlässigen. Millionen Menschen essen dennoch mit Genuss Schokolade, weil sie ihnen schmeckt und ihnen in Maßen eben auch guttut.

Uns geht es mit diesem bewusst humorvollen und lebensnahen Beispiel nicht darum, die möglichen Risiken einer medikamentösen Behandlung zu bagatellisieren. Aber es ist wichtig, dass Patienten eine solche Güterabwägung von Nutzen und Schaden vor medikamentösen Behandlungen bewusster vornehmen und dafür notwendige Informationen möglichst angstfrei aufnehmen können.

Informationen einordnen

„Ich verschreibe Ihnen mal was ..." ist keine ausreichende Erklärung. Folgen, aber auch Nutzen und Wirkmechanismen zu verstehen, ist entscheidend.

Folgendes Beispiel zeigt, wie wichtig die angemessene Aufklärung ist: Beim Bluthochdruck realisiert ein Patient körperlich an sich selbst nicht den Unterschied, ob er das Medikament einnimmt oder nicht – zunächst. Hier muss deutlich der langfristige Nutzen einer Therapie erklärt werden. Ein unbehandelter Bluthochdruck erhöht das Risiko einer koronaren Herzerkrankung, eines Schlaganfalls oder einer Nierenschädigung. Die Besonderheit: Man spürt einen erhöhten Blutdruck nicht, man spürt allenfalls die Nebenwirkungen einer Bluthochdrucktherapie. Das ist der Therapietreue nicht zuträglich.

Wer zu Hause allein ohne weitere Möglichkeiten, Fragen stellen zu können und kompetente Antworten zu bekommen, den Beipackzettel liest, fühlt sich unter Umständen verunsichert und nimmt die Medikamente gar nicht erst ein. Das ist verständlich und hat wahrscheinlich jeder Patient schon einmal erlebt.

Ein Arzt sollte die möglichen Nebenwirkungen nicht verschweigen, aber die gewünschte Wirkung eines Medikaments betonen, indem er zum Beispiel sagt: „Neun von zehn Patienten vertragen das Medikament sehr gut und ohne Probleme, und nur bei einem treten Nebenwirkungen auf."

Eine deutsche Studie mit 2500 repräsentativ ausgewählten Erwachsenen kam 2012 zu dem Schluss, dass jeder Zweite bis Dritte der Befragten die verordneten Arzneien gar nicht oder nicht richtig einnahm. Einer der Hauptgründe für die mangelnde Therapietreue, auch Adhärenz genannt, waren befürchtete oder erlebte Nebenwirkungen.

Fehlattribution: Manchmal täuschen wir uns

2020 zeigte eine Studie, dass die Muskelschmerzen, die eine verbreitete Nebenwirkung der cholesterinsenkenden Statine sind, auch durch den Nocebo-Effekt beeinflusst werden. Anhand von Studien, in denen Patienten zum Wirksamkeitsnachweis entweder ein Statin oder ein Placebo erhielten, berichteten 90 % der Patienten über Muskelschmerzen, obwohl sie ein Placebo statt des Medikaments erhielten. Dies passierte aber nur dann, wenn sie zuvor unter Medikamenteneinnahme bereits die Schmerzen erlebt hatten. Das bedeutet: Ist die Schmerzerfahrung noch präsent, löst auch eine Zuckertablette diese wieder aus.

Noch ein Faktor ist hier zu bedenken: Wenn wir körperliche Symptome wahrnehmen, setzt dies eine Ursachenzuschreibung in Gang. Woher mögen diese Symptome kommen, worauf lassen sie sich zurückführen? Vielleicht auf den Stress bei der Arbeit, ein zu schweres Essen oder auf eine noch unerkannte Krankheit oder die Medikamente? Bei diesen Ursachenzuschreibungen liegen wir manchmal falsch, es kommt zu einer sogenannten Fehlattribution. Das kann zum Beispiel dann passieren, wenn wir eine neue Behandlung beginnen, ein anderes Medikament oder eine Impfung erhalten. Nach der Medikamentengabe neigen wir dazu, stärker in uns hineinhorchen, ob wir Veränderungen oder Nebenwirkungen wahrnehmen. Dann kann Folgendes passieren: Aufgrund der vermehrten Aufmerksamkeit auf unseren Körper nehmen wir möglicherweise Prozesse oder harmlose Alltagssymptome wahr, die wir sonst gar nicht bemerkt hätten, vielleicht ein Kribbeln, ein sich anbahnender Kopfschmerz, ein flaues Gefühl im Magen oder ein leichter Schwindel.

Wenn Sie einen Moment Zeit haben, machen Sie einmal das folgende Experiment: Setzen Sie sich ganz ruhig hin und achten Sie ganz bewusst nur auf Ihren rechten Fuß oder auf Ihre Nackenmuskulatur. Nach einigen Minuten wird Ihr Fuß beginnen zu jucken, zu kribbeln, sich heiß oder kalt anzufühlen. Ihre Nackenmuskulatur fühlt sich möglicherweise nach einer Weile verkrampft an und beginnt weh zu tun. Das zeigt, dass eine vermehrte Aufmerksamkeit und ein „in sich Reinhorchen“ Symptome überhaupt erst bewusst macht oder verstärkt. Solche harmlosen Alltagssymptome treten verbreitet auf und werden oftmals eben nicht bewusst wahrgenommen.

Nachdem wir ein neues Medikament erhalten haben oder geimpft wurden, neigen wir dazu, stärker auf uns und Symptome zu achten. Und nehmen wir dann Symptome wahr, kennen wir natürlich auch die Ursache: Das muss ganz klar eine Nebenwirkung des Medikaments sein. In den Zulassungsstudien für neue Medikamente spielen solche Prozesse eine wesentliche Rolle. Dort brechen viele Patienten, die in die Placebo-Gruppe einer Studie gekommen sind und entsprechend ein Placebo statt des echten Medikaments erhalten haben, die Therapie aufgrund von scheinbaren Nebenwirkungen ab. So können also eine vermehrte Symptomaufmerksamkeit und die fälschliche Zuschreibung von unspezifischen Alltagssymptomen, eben eine Fehlattribution, zu Nocebo-Effekten beitragen. Solch ein Therapieabbruch kann fatale Folgen haben, wenn jemand die wirksamen und gegebenenfalls lebensverlängernden Medikamente nicht einnimmt.

Wichtig: Natürlich müssen Sie, wenn Nebenwirkungen bei Ihnen auftreten, Ihren Arzt oder Ihre Ärztin informieren. Denn das könnten unerwünschte Wirkungen sein, die unbedingt abgeklärt werden müssen. Wir möchte aber anregen, dass Sie sich diese Vorgänge bewusst machen, denn auch dies zeigen Studien: Allein die Aufklärung über Nocebo-Effekte, kann das Auftreten von Nebenwirkungen reduzieren.

Gesundheitsinformation im Internet

Wie sollen Patienten aus dem riesigen Angebot an Gesundheitsthemen zwischen schwer verständlichen Fachinformationen und unseriösen Quellen, die gute und für sie passenden Gesundheitsinformationen herausfiltern? Und zwar die, die nicht durch Panikmache und Übertreibungen Ängste auslösen und damit das Risiko von Nocebo-Effekten erhöhen. Es gilt: Beachten Sie die Fallstricke und lernen Sie richtig zu recherchieren! Gesundheitsinformation ist wichtig, aber man sollte nicht nur die Überschrift lesen. Denn so entsteht oftmals ein falsches Bild. Wenn Sie Überschriften lesen wie „Endlich Heilung?“ oder „Medizin-Sensation!“ dürfen Sie zu Recht skeptisch sein. Das aktive Suchen nach Gesundheitsthemen ist über das Suchfeld der Online-Auftritte möglich, aber ohne exakte Angaben zum Artikel oft Glückssache. Wer wenig Erfahrung mit Online-Recherchen hat, glaubt vielleicht, dass die besten und informativsten Webseiten zu einem Thema ganz oben stehen. Das ist nicht der Fall. Die ersten Plätze auf Seite 1 bei Google lassen sich Unternehmen viel Geld kosten. Den Rest erledigt der Algorithmus der Suchmaschine. Eine Programmierung bestimmt also über die Reihenfolge von Webseiten, nicht die Qualität des Inhaltes. Firmen und Verlage beschäftigen ganze SEO-Abteilungen (Search Engine Optimization = Suchmaschinenoptimierung), damit das eigene Angebot möglichst weit oben landet. Algorithmen der sozialen Medien spülen auch bevorzugt katastrophisierende Berichte nach oben, weil diese häufig angeklickt und geliked werden.

Im Gegensatz zu Internet-Plattformen von Gesundheitsorganisationen und Selbsthilfegruppen kann sich in den sozialen Medien wie bei YouTube, Facebook, Instagram oder TikTok jeder digital zu Wort melden. Neben digital-affinen Experten aus Wissenschaft und Gesundheitsberufen präsentieren hier auch Influencer und Laien mit einer bestimmten, nicht immer klar dokumentierten Mission zu Gesundheitsthemen.

Wie ich mich richtig informiere

Ratgeber für die erfolgreiche Internetsuche nach Krankheiten, Therapien oder Medikamenten weisen immer auf die Seiten unabhängiger Organisationen, gemeinnütziger Einrichtungen oder von Forschungsinstituten hin. Dort ist gewährleistet, dass es nicht um versteckte Werbung für Präparate geht, dass die Informationen wissenschaftlichen Ansprüchen genügen und aktuell sind. Die Erklärungen sind für Laien verständlich, weder dramatisieren sie eine Erkrankung noch spielen sie die Ernsthaftigkeit herunter. Und: Gute Seiten weisen immer darauf hin, dass ihre Informationen nicht den Arztbesuch ersetzen.

Eine seriöse Webseite erklärt, wer für den Inhalt verantwortlich ist, wie sich die Seite finanziert, und wie die User-Daten geschützt werden. Dieses „Kleingedruckte“ mag die meisten

Besucher und Besucherinnen der Seite wenig interessieren, zeugt aber von Qualität. Dazu gehören auch Hinweise auf die Quellen der Informationen oder Querverweise auf weiterführende Literatur oder Anlaufstellen.

Die erste Anlaufstelle, wenn Sie Fragen haben, sollte immer Ihr Arzt oder Ihre Ärztin sein. Sie können Ihnen am besten weiterführende Informationen geben.

Seriös und gesichert

Die folgenden sieben Tipps können Ihnen helfen, seriöse und gesicherte Informationen zu ihrem Thema im Internet zu finden:

Wer sagt das? Gute Seiten verraten, wer sie betreibt und finanziert, legen Quellen offen und kennzeichnen Anzeigen deutlich. Schauen Sie durchaus auch mal in die Originalstudien hinein, wenn diese verfügbar sind. Vielleicht finden Sie im Freundeskreis jemanden, der Ihnen bei fachlichen Informationen in diesen Studien weiterhelfen kann, denn die meist in Englisch verfassten wissenschaftlichen Publikationen sind natürlich nicht leicht verständlich.

Ist die Info aktuell? Im Netz geht nichts verloren, aber vieles in der Medizin ändert sich innerhalb weniger Jahre. Wenn es zum Beispiel um „neue Therapien“ oder „erste Studienergebnisse“ geht, sollten die Texte nicht älter als zwei oder drei Jahre sein. Erhöhte Vorsicht ist bei „vorläufigen“ Ergebnissen geboten, wenn Studien während einer laufenden Datenerhebung Zwischenergebnisse veröffentlichen. Diese können sich mit Abschluss der Studie noch ändern.

Sensationeller Therapieerfolg? Seien Sie skeptisch bei Seiten mit großen Versprechungen. Checken Sie auf mehreren unabhängigen Webseiten, ob an der vermeintlichen Sensation etwas dran ist und ob verschiedene Medien unterschiedlich darüber berichten.

Schuppenflechte oder Psoriasis? Bei der Suche nach Krankheiten ist es sinnvoll, neben dem deutschen eventuell noch den lateinischen Namen einzugeben, vor allem, wenn wissenschaftliche Texte erwünscht sind. Bei Medikamenten besser die Bezeichnung des Wirkstoffs eingeben, um mehr relevante Ergebnisse zu bekommen.

Zu viele unbrauchbare Treffer? Präzisieren Sie die Stichwortsuche. Wer „Rückenschmerzen" googelt, bekommt Millionen Treffer angezeigt, bei „Lendenwirbelsäule stechender Schmerz" sind es nur noch Zigtausende – und hilfreiche Infos sind dann besser zu finden.

Weiß Dr. Google alles besser? Google schlägt beim Suchfeld automatisch bestimmte Begriffspaare vor sowie ein Extra-Feld „Ähnliche Fragen". Das ist nützlich, um vielleicht schneller auf die richtige Suchspur und zu einer präzisen Antwort zu kommen.

Hilfreiche Quelle entdeckt? Damit Sie sie später wiederfinden, unbedingt die Seite bei den Favoriten speichern. Oder machen Sie einen Screenshot (ein Foto ihrer Bildschirmseite auf dem Computer oder Handy), den Sie dem Arzt beim nächsten Mal zeigen können.

ChatGPT fragen? ChatGPT ist ein Chatbot, der auf Künstlicher Intelligenz (KI) basiert und dem jeder online Fragen stellen kann. Die Antworten setzt die Software aus Millionen Textdaten zusammen. Man erhält Erklärungen und Therapieempfehlungen. Aber die Qualität hängt von der genauen Fragestellung ab und wie lernfähig das System bereits arbeitet. Die Daten sind nie auf dem aktuellsten Stand. Man kann das sicher ausprobieren, aber sollte bei allem dennoch skeptisch bleiben und sich rückversichern. Die KI kann keinen ärztlichen Rat ersetzen.

Erwartungseffekte bei einzelnen Erkrankungen

„Die eigentliche Freude meines Lebens waren intensive Erwartungen."

HEIMITO VON DODERER

Erwartungseffekte wirken auf nahezu alle Systeme: Herz, Lunge, Darm, Haut, Nervensystem, Immunsystem und viele mehr. Deshalb ist es nicht erstaunlich, dass sie auch bei sehr vielen Erkrankungen, die mit diesen Organsystemen zusammenhängen, eine Rolle spielen – allerdings in unterschiedlichem Ausmaß und bedingt durch unterschiedliche Mechanismen. In diesem Kapitel sollen einige Krankheitsbilder und der Einfluss von Erwartungseffekten auf den Krankheitsverlauf, die Genesung, die Lebensqualität und andere Aspekte ausführlicher vorgestellt werden.

Wenn in diesem Kapitel eine bestimmte Symptomatik nicht explizit aufgeführt ist, bedeutet dies nicht, dass hier Erwartungseffekte nicht aktivierbar sind. Es sind nur noch nicht ausreichend gesicherte Studienergebnisse verfügbar, die eine solide Aussage erlauben. Sie können davon ausgehen, dass bei jeder Infektion, bei Impfungen, Operationen, beim Erschöpfungssyndrom (Fatigue), bei Krebstherapien, Haut- und Darmerkrankungen, Depressionen, Herz-Kreislauf-Erkrankungen und Autoimmunerkrankungen auch Erwartungseffekte wirken. Manchmal sehr gering, manchmal stärker.

Auch bei Allergien gegen Hausstaubmilben, Heuschnupfen oder atopischer Dermatitis – früher Neurodermitis genannt –, dem Aufmerksamkeitsdefizitsyndrom, Autoimmunerkrankungen wie Lupus erythematodes, Multipler Sklerose oder Diabetes gilt: Es lässt sich zu beinahe jeder Erkrankung eine Studie finden, die Erwartungseffekte belegt. Wir haben uns in diesem Buch allerdings auf Erkrankungen konzentriert, bei denen die Studienlage breiter ist.

Placebo-Effekte bei chronischen Schmerzen

Die Schmerzlinderung durch Placebos (genannt Placebo-Analgesie) ist der Placebo-Effekt, der bislang am besten untersucht und verstanden ist, denn der Schmerz gehört zu denjenigen Symptomen, die besonders ausgeprägte Placebo-Effekte aufweisen. Studien an Patienten zeigen beeindruckende Ergebnisse: Die positive Behandlungserwartung kann bis zu 50 % des Therapieerfolgs ausmachen. Gerade bei Patienten, die schon länger unter Schmerzen leiden, ängstlich und verzweifelt sind und das Vertrauen in die Medizin verloren haben, ist es daher ganz wichtig, wieder positive Aspekte zu verstärken, um Nocebo-Effekte zu mindern und Placebo-Effekte zu fördern.

Was das Schmerzempfinden im Rücken beeinflusst

Drei Beispiele von Forschungsergebnissen aus Studien sollen zunächst beispielhaft belegen, unter welchen Bedingungen die Erwartung beim Schmerzempfinden und der Schmerztherapie wirken kann – und zwar bei Rückenschmerzen und Migräne. Es handelt sich um sehr unterschiedliche Studien: In einigen wurde die Erwartungshaltung vor der Therapie gemessen, um herauszufinden in welchem Zusammenhang die Erwartung mit dem Verlauf der Erkrankung steht. In anderen Studien wurde die Erwartungshaltung verändert, wobei hier vor allem ethische Aspekte zu beachten sind.

Wichtig: Nicht nur in Studien unter experimentellen Bedingungen, sondern auch im therapeutischen Alltag sind Erwartungen ein Faktor, der den Therapieerfolg beeinflusst. Den wissenschaftlichen Nachweis erbringen aber Studien unter kontrollierten Bedingungen:

- Eine systematische Literatur-Analyse sowie eine zusammenfassende Analyse von 18 Studien über den Placebo-Effekt bei chronischen lumbosakralen Rückenschmerzen ergab 2021: Placebo-Behandlungen mit Schein-Interventionen (Schein-Akupunktur, Injektion mit Kochsalzlösung, Schein-Taping etc.) führen bei Patienten zu einer deutlichen und klinisch-relevanten Schmerzreduktion und Funktionalitätsverbesserung.
- In einer Studie am Universitätsklinikum Hamburg-Eppendorf aus dem Jahr 2019 bekamen 59 Rückenschmerzpatienten ein Pflaster auf den Rücken geklebt. Per Infusion wurde eine Flüssigkeit hineingeleitet, die allerdings keinen Wirkstoff enthielt. Den Patientinnen und Patienten wurde gesagt, dass so die Ausschüttung schmerzstillender Endorphine angekurbelt würde. Im Schnitt nahmen die Schmerzen um mehr als die Hälfte ab. Je mehr sich die Schmerzpatienten von der Therapie erwartet hatten, desto stärker war der Rückgang der Schmerzen. Das vermeintliche Medikament war lediglich eine Kochsalzlösung, entscheidend waren die positiven Erwartungen der Patienten an die Therapie. Die „Kochsalztherapie“ konnte dabei mit einem starken Schmerzmittel mithalten.
- 2020 konnte in einer Pilotstudie an der Harvard Medical School in Boston an 20 schwer verletzten Patienten, auch mit Rückenmarksverletzungen, die Dosis an benötigten Schmerzmedikamenten durch das zusätzliche Angebot von Placebos signifikant verringert werden. Zunächst bekamen die Verletzten drei Tage ausschließlich sehr wirksame Opioidschmerzmittel, allerdings verströmten die Tabletten sehr eindringlich den Geruch von Kardamomöl. Das war der konditionierte Reiz (siehe S. 40). In der Folge erhielten sie zusätzlich Placebo-Tabletten mit dem gleichen intensiven Geruch, die dann durch den Lerneffekt schmerzlindernd wirkten. Bemerkenswert hierbei: Die Patienten wussten, dass es sich um eine wirkstofffreie Tablette handelte. Trotzdem haben diese Tabletten den Bedarf, das echte Opioid zu nehmen, gesenkt. Wie sich dies erklären lässt, beschreiben wir in Kapitel 2 (siehe S. 68 ff.).

Nocebo-Effekt durch MRT-Befund
An einem Beispiel wollen wir zeigen, dass der Nocebo-Effekt – wir hatten bereits betont, dass er in der Praxis fast bedeutsamer ist als der Placebo-Effekt – auch bei Rückenschmerzen beteiligt ist: Befunde im Röntgenbild und MRT, die nur altersgerecht sind und nichts mit den akuten Schmerzen zu tun haben, lösen dennoch oftmals Befürchtungen aus, dass es sich um eine schlimme Krankheit handeln könnte. Deshalb bieten zu früh anberaumte, medizinisch nicht notwendige bildgebende Verfahren bei unspezifischen Rückenschmerzen keinen Vorteil für Patienten, sondern oft sogar einen Nocebo-Effekt, also einen Nachteil.

Die allermeisten Patienten leiden unter sogenannten unspezifischen Rückenschmerzen. Das bedeutet, dass nur bei etwa jedem zehnten Patienten Ärzte nach ausgiebiger Diagnosestellung eine spezifische Ursache wie etwa einen Bandscheibenvorfall, eine Fraktur eines Wirbelkörpers, Entzündungen oder eine schwere Arthrose finden. Sehr oft handelt es sich stattdessen um muskuläre Dysbalancen oder Fehlhaltungen, die durch Übergewicht, Bewegungsmangel oder einseitige Belastungen verursacht werden. Selbst wenn bei Röntgenuntersuchungen oder MRTs Auffälligkeiten wie Bandscheibenvorwölbungen und alterstypische Veränderungen gefunden werden, stehen sie meist nicht oder nur geringfügig in ursächlichem Zusammenhang mit den Symptomen, unter denen die Patienten aktuell leiden. Experten gehen davon aus, dass unspezifische Rückenschmerzen multifaktoriell bedingt sind: Eine schwache Muskulatur und körperliche Belastung bei der Arbeit können eine Ursache sein, ebenso wie Stress, Depressionen, Unzufriedenheit in Beruf und Privatleben. Psychosoziale Faktoren im Schmerzgeschehen anzuerkennen, ist ein wichtiger Faktor bei der Therapie, der längst nicht bei allen Therapeuten und Patienten akzeptiert ist. Hier ist noch viel Aufklärungsarbeit zu leisten, um neue multimodale Therapiekonzepte flächendeckend zu etablieren. Der Physiotherapie mit ganz individuellen Übungen zum Dehnen und Stärken der Muskulatur sowie Entspannungstechniken kommt hier eine große Bedeutung zu.

Eine passive Rolle der Patienten ohne Bewegungsprogramm verspricht in diesen Fällen selten eine erfolgreiche langfristige Schmerzbekämpfung.

Eine aktive Rolle der Patienten und positive Erwartungen an die Therapie können sich hingegen wechselseitig verstärken und das Therapieergebnis positiv beeinflussen.

Rückenschmerzen

Rückenschmerzen sind die zweithäufigste Schmerzerkrankung, die zum Arztbesuch führt. Sie verursacht Kosten in Milliardenhöhe für Diagnose und Therapie, hohe Raten an längerfristiger Krankschreibung und Arbeitsunfähigkeit sowie Berentung. Und Rückenschmerzen können im Alltag eine enorme Belastung sein – mit vielen Begleiterscheinungen wie Schlafstörungen und depressiver Verstimmung. Von chronischen Rückenschmerzen, die länger als drei Monate und immer wiederkehrend auftreten, sind zehn bis 15 % der Bevölkerung betroffen.

Therapie: Die unterschiedlichen Schmerzmedikamente allein helfen oft nicht ausreichend. Das liegt auch daran, dass klassische Schmerzmedikamente, die bei typischen Akutschmerzen helfen, nur eine eingeschränkte Wirksamkeit bei chronischen Rückenschmerzen haben. Ein aktiver Lebensstil, also Bewegung sowie Physio- und Trainingstherapie, sind die beste Vorbeugung und Behandlung von chronischen Rückenschmerzen. Da bei chronischen Schmerzen körperliche und seelische Faktoren eng verzahnt sind, ist auch eine begleitende psychologische Behandlung und eine gute Aufklärung und Begleitung sehr sinnvoll. Werden alle diese wirksamen Faktoren kombiniert und abgestimmt verzahnt, spricht man auch von einer sogenannten multimodalen Behandlung (siehe S. 38). Diese stellt die wirksamste Behandlungsoption bei chronischen Rückenschmerzen dar, steht aber leider derzeit nur sehr schwer erkrankten Patienten zur Verfügung.

Nachgewiesene Erwartungseffekte bei Migräne

Bis zu 20 % der erwachsenen Bevölkerung leiden unter Migräne. Sehr häufig verordnen Schmerztherapeuten bei einer akuten Migräneattacke sogenannte Triptane, eine Wirkstoffklasse, die als gefäßverengend, entzündungshemmend und schmerzlindernd beschrieben wird. Zur Vorbeugung erhalten Patienten unter bestimmten Voraussetzungen ganz unterschiedliche Medikamente. Beeinflusst auch die Erwartungshaltung die Wirksamkeit dieser Prophylaxe?

Privatdozentin Dr. Katharina Schmidt von der Klinik für Neurologie am Universitätsklinikum Essen veröffentlichte 2022 dazu eine wichtige Studie in der Fachzeitschrift PAIN. 134 Patienten mit Migräne nahmen teil. Zuerst wurde die Erwartungshaltung der Patienten und Patientinnen an eine neue Prophylaxebehandlung erfasst, dann erhielten sie ein vorbeugendes Medikament, um die Anzahl und Schwere der Migräneattacken zu reduzieren. Die Patienten wurden über einen Zeitraum von sechs Monaten untersucht. Es zeigte sich, dass die Prophylaxe wirksam war. Hatten sie eine positivere Erwartung an die Behandlung, verbesserte dies das Ansprechen auf die Therapie. Interessanterweise war dieser Effekt aber abhängig vom Schweregrad und den Vorerfahrungen der Patienten. Wer zuvor bereits gute Erfahrungen mit den anderen Therapien gemacht hatte, erlebte eine deutlichere Reduzierung der Symptome.

Die Arbeitsgruppe von Ted Kaptchuk, einem führenden US-amerikanischen Placebo-Forscher von der Harvard Medical School, testete bereits 2014 Erwartungseffekte in einem komplexen Studiendesign an 66 Patienten: Migränepatienten erhielten sechs verschiedene Medikamentenpäckchen, jeweils eins für die nächsten sechs Migräneattacken. Auf der Beschriftung stand zweimal „Placebo“, zweimal „Triptan“ und bei zweien „Triptan oder Placebo“. Egal, ob die Beschriftung „Triptan“ oder „Placebo“ besagte – unter jeder Beschriftung verbarg sich einmal das Placebo und einmal das echte Medikament. So konnte untersucht werden, ob die Erwartungshaltung die Wirkung von Triptanen und von Placebos beeinflusst. Nun verglichen die Forscher die Wirkungen und fanden ein spannendes Ergebnis: Die Patienten, die bei Attacken das Placebo einnahmen – im Glauben, es sei das echte Medikament –, beschrieben die gleiche schmerzlindernde Wirkung wie diejenigen, die das echte Medikament gegen die Attacke einnahmen, jedoch im Glauben waren, es sei ein Placebo.

Somit können also positive Erwartungen Schmerzen lindern, negative Erwartungen jedoch auch die Wirkung eines echten Medikaments abschwächen.

Eine Migränepatientin gibt den Placebos eine Chance

Frau B. fühlt sich gefangen in einer ausweglosen Situation: Zwei kleine Kinder, ein anspruchsvoller Beruf, Eltern, die Hilfe benötigen, die Ehe mit Alltagsproblemen belastet, und dann kommt die Migräne nun nahezu wöchentlich. Frau B., 44, fällt dann ein bis zwei Tage komplett aus. Die Familie appelliert eindringlich, den behandelnden Arzt nun endlich mal nach einem besseren Medikament zu fragen. Der Arzt verweist sie an eine spezielle Migränesprechstunde. Dort besteht die Möglichkeit, an einer Studie teilzunehmen. Es handelt sich um eine Open-Label-Placebo-Studie, das bedeutet: Frau B. weiß, dass sie zusätzlich zu ihrer Medikation im Rahmen der Studie über sechs Wochen Placebos bekommt und genau nach Anweisung einnehmen soll. Ihr wird erklärt, warum diese weiße Tablette – ohne jeglichen Wirkstoff gegen Kopfschmerzen – die Häufigkeit von Migräneattacken reduzieren könnte. Sie soll diese Placebos zweimal täglich einnehmen. Dabei soll sie sich zurückziehen – egal ob im Job oder zu Hause –, fünf Minuten ruhig ihren Gedanken folgen, die Tablette schlucken. Frau B. will es versuchen und glaubt an eine positive Wirkung. Auch, weil man ihr sehr genau erklärt hat, wie eine positive Erwartung in der Tat wirken kann. Obwohl sie zu Beginn sehr skeptisch war, freut sie sich darauf, selbst etwas tun zu können, und zwar ohne ein weiteres Medikament mit eventuellen Nebenwirkungen einnehmen zu müssen.

Frau B. folgt den Anweisungen und zieht nach sechs Wochen ein eindeutiges Résumé: Sie hat gelernt, dass sie Einfluss auf die Migräneattacken nehmen kann, fühlt sich den Schmerzen weniger hilflos ausgeliefert und musste feststellen, dass die Migräneattacken etwas seltener auftraten und vor allem weniger heftig. Da ihr im Rahmen der Studie auch eine Selbsthilfegruppe vermittelt wurde, traf sie sich fortan mit anderen Betroffenen alle zwei Wochen. Auch das stärkte ihr Gefühl der Selbstwirksamkeit.

Frau B. nimmt die Placebos immer noch ein.

Depressionen

Jeder von uns kennt Phasen, in denen er bedrückt oder traurig ist und sich Sorgen macht. Wir fühlen uns niedergeschlagen. Meist kennt man den Anlass für solch eine Phase: Das können gesundheitliche Sorgen sein oder außerordentliche Belastungen wie eine Kündigung, Geldnöte oder Stress. Gewöhnlich wird die Stimmung besser, wenn die Herausforderungen gemeistert sind. Wenn die Tage wieder leichter werden, wird auch die gedrückte Stimmung wieder verfliegen.

Eine Depression ist im Gegensatz dazu eine Erkrankung, die nicht nur einige Tage andauert, sondern länger als zwei Wochen anhält, und in den meisten Fällen behandlungsbedürftig ist. Depressionen sind dabei dadurch gekennzeichnet, dass Menschen niedergeschlagen und verzweifelt sind, keine Freude mehr an geliebten Dingen oder Tätigkeiten empfinden und erwarten, dass es so bleibt und nicht besser wird. Sie sehen die Zukunft negativ und reagieren nicht mehr auf positive Ereignisse und Erlebnisse, die dennoch durchaus geschehen. Diese positiven Aspekte werden aber nicht als positiv wahrgenommen und wirken nicht mehr.

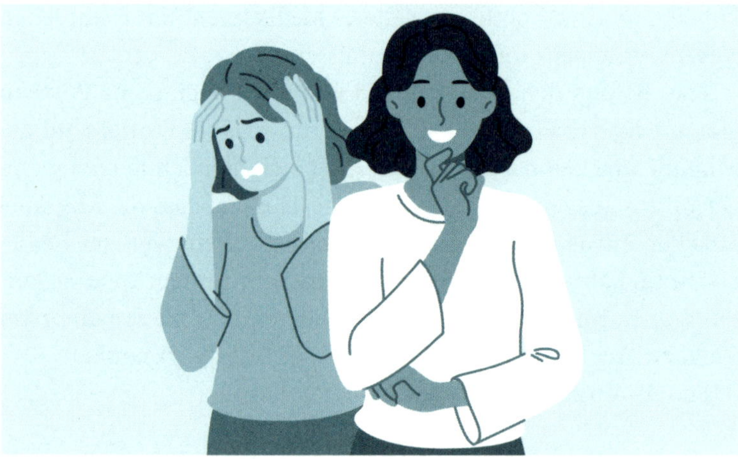

Eine negative Sicht auf sich und die Welt ist ein Symptom der Depression. Freude zu empfinden, scheint oft unmöglich

Das negative Selbstbild

Auf der eingefahrenen Sichtweise zu beharren und sich nicht den realen Gegebenheiten zu öffnen, nennen Psychologen eine „kognitive Immunisierung“. Selbst positive Erfahrungen deuten Patienten selbst nachträglich so, dass sie in ihr negatives Selbstbild passen. Sie sind immun dagegen, ihr Denken anzupassen, selbst wenn ihnen Freunde sagen „Du siehst gut aus“ oder Vorgesetzte sie loben „Tolle Arbeiten, die Sie abgeliefert haben“. Es findet eine Umdeutung statt: „Wenn jemand nett zu mir ist, dann ist das nur eine einmalige Ausnahme von der Regel, dass mich ansonsten niemand mag“. Oder: „Diese Klausur habe ich zwar bestanden, aber die war ja auch leicht, das war Zufall, beim nächsten Mal werde ich sicher versagen!“ Das bedeutet: Die gleichen Ereignisse lösen in Gesunden ein positives Gefühl aus und werden positiv interpretiert, während Patienten mit einer Depression sie negativ interpretieren.

Hier spielen Erwartungen, sowohl im Mechanismus der Depression aber auch bei der Behandlung, eine entscheidende Rolle. Und das gilt auch für den therapeutischen Effekt, die Dosierung der Medikamente sowie die Nebenwirkungen der zumeist verordneten Antidepressiva, welche zum Beispiel auf das serotonerge System wirken (sogenannte Serotonin-Wiederaufnahmehemmer).

Die häufigste psychische Erkrankung

Jährlich erkranken in Deutschland ungefähr fünf Millionen Menschen an einer Depression. Etwa jeder Vierte wird im Laufe seines Lebens betroffen sein, unabhängig vom Alter. Frauen erkranken doppelt so häufig wie Männer. Gedrückte Stimmung, Interessenverlust und Freudlosigkeit im Alltag, Antriebslosigkeit sowie häufiges Grübeln, eine negative Sicht auf die Welt und die Zukunft, Gefühle von Schuld und Wertlosigkeit – all dies sind Symptome einer Depression, wenn sie länger als zwei Wochen anhalten. Es können auch Konzentrationsprobleme auftreten und Schlaf- wie Appetitstörungen. Die Ausprägungen sind sehr unterschiedlich.

Bei einer chronischen Depression hält der Zustand dauerhaft an, bei sogenannten rezidivierenden Episoden treten die Symptome immer wieder im Lauf eines Lebens auf.

Eine genetische Veranlagung, die ererbt wird, ist wahrscheinlich. Als Ursache gehen Wissenschaftler von einem gestörten Hirnstoffwechsel aus. Umweltfaktoren, psychosoziale Belastungen, Traumata oder Schicksalsschläge können die Entwicklung einer Depression ebenfalls begünstigen. Aber auch Patienten mit anderen chronischen Erkrankungen können ein erhöhtes Risiko haben, und selbst einige Medikamente zur Behandlung ganz anderer Erkrankungen können als unerwünschte Wirkungen eine depressive Verstimmung auslösen.

Psychotherapie und Medikamente – am besten in Kombination – werden zur Behandlung eingesetzt. Antidepressiva sind ein wichtiger Bestandteil der Behandlung von Depressionen. In den USA nahmen 2018 mehr als 13 % der Bevölkerung gegenwärtig Antidepressiva ein, und die Zahl stieg seither weiter, was bedeutet, dass über die Lebensspanne dort sicher weit mehr als 20 % der US-Amerikaner Antidepressiva einnehmen. Die meisten Patientinnen setzen diese aber spätestens nach einem Jahr wieder ab, doch der Absetzprozess ist nicht einfach und sollte therapeutisch begleitet sein.

Große Erwartungseffekte von Antidepressiva

Bis zu 80 % der therapeutischen Wirkung von Antidepressiva beruhen auf einem Placebo-Effekt. Zu diesem Ergebnis kommen die Analysen von Hunderten Therapiestudien mit Antidepressiva. Professor Winfried Rief, Leiter der Klinischen Psychologie und Psychotherapie der Universität Marburg, und Yvonne Nestoriuc, jetzt Professorin für Klinische Psychologie in Hamburg, wertete 2009 mit ihrem Team 96 Studien aus, die zwischen 1980 und 2005 die Wirksamkeit von Antidepressiva nachgewiesen haben. Der Placebo-Effekt machte je nach Studie zwischen 68 und 82 % aus. In den Placebo-Gruppen traten allerdings ebenso wie in den Gruppen, die Antidepressiva erhielten, starke Negativeffekte in Bezug auf Nebenwirkungen auf: Schwindel, Übelkeit, Schlaflosigkeit sind nur einige der möglichen Nebenwirkungen, bei längerer Einnahme können Gewichtszunahme, sexuelle Probleme und ein erhöhtes Risiko für Herzrhythmusstörungen auftreten. Es ist unter diesen Aspekten für Klinische Studien – und natürlich für die pharmazeutischen Hersteller – bei derart hohen Erwartungseffekten gar nicht einfach, den Nachweis der Wirksamkeit von Antidepressiva zu erbringen. Und es ist sicher richtig, eine sorgfältige Kosten- Nutzen-Abwägung vor Therapiebeginn zu treffen.

In einer Analyse von 57.313 Patienten und Patientinnen mit Depression von 2023 stellte sich heraus, dass bei schweren Depressionen der Placebo-Effekt geringer ausfällt. Hier ist der Wirkeffekt von Medikamenten höher.

Das Fazit der verschiedenen wissenschaftlichen Arbeiten: Die Erwartung, dass ich eine wirksame Behandlung erhalte, kann das Überwinden einer leichten Depression unterstützen.

Kommunikation und Depression

An einer Marburger Depressionsstudie („Explain-D: Depressionen erklären") haben insgesamt 150 Personen von April 2021 bis Herbst 2023 teilgenommen. Es ging darum zu erfassen, inwiefern sich die Kommunikation mit einem Behandler auf eine vierwöchige Placebo-Behandlung bei Depressionen auswirkt.

Zwei verschiedene Placebo-Bedingungen wurden geprüft: Eine war ein klassisches medikamentöses Placebo, die andere Behandlung war ein psychologisches Placebo – eine emotionale Schreibübung, die nach der wissenschaftlichen Datenlage keine Wirkung auf depressive Symptome hat. Aber es entsteht ein Erwartungseffekt, denn bevor es mit der Behandlung losging, wurde den Patienten jeweils eine umfangreiche Erklärung für die bevorstehende Behandlung gegeben, um die Erwartungen an die Placebo-Behandlung zu steigern. Nach einer ausführlichen Diagnostik und einem Gespräch mit einem Psychologen, wurden die Teilnehmenden dann in eine der beiden Behandlungsgruppen gelost. Es war allen klar, dass sie an einer Studie teilnehmen, die auch Placebo-Bedingungen beinhaltet. Nach der vierwöchigen Behandlung (sowohl bei der Schreibübung als auch mit dem Placebo-Medikament) wurden die Patienten nochmals zu einem Diagnostikgespräch eingeladen, um zu überprüfen, inwiefern die kurze Behandlung gewirkt hat, und um zu besprechen, ob die Teilnehmenden eine weiterführende Behandlung benötigten und/oder wünschten. Eine beispielhafte Geschichte aus dieser neuen Studie soll zeigen, wie Erwartungen sich gezielt ändern lassen und zum Erfolg einer Therapie beitragen können.

Das morgendliche Placebo verbessert die Stimmung

Bitte beachten Sie, dass alle Teilnehmenden wussten, dass die Studie auch Placebo-Bedingungen beinhaltet. Es war ihnen klar, dass ausgelost wurde, wer in der Placebo-Gruppe war. Ob sie tatsächlich in der Placebo-Gruppe waren, erfuhren sie erst nach Abschluss der Studie.

Eine Patientin (Ende 30) erschien zum Erstgespräch unserer Studie. Sie wirkte zunächst unsicher und etwas skeptisch bezüglich einer potenziellen Teilnahme an einer Studie zu Placebo-Effekten. Im Erstgespräch weinte sie viel und sah sehr erschöpft aus. Sie gab an, schon seit mehreren Monaten ein Gefühl extremer innerer Leere zu haben. Wenn sie weine, erleichtere sie dies schon fast, weil sie dann „wenigstens etwas fühle". Bei ihrem Job schweife sie gedanklich immer wieder ab und könne sich gar nicht richtig konzentrieren. Freundschaften habe sie extrem vernachlässigt, sie habe das Gefühl „zu nerven", wenn sie immer so betrübt sei.

Trotzdem sei die Patientin bisher immer unsicher gewesen, ob sie überhaupt einen Therapieplatz verdient habe, weil es ja auch „gar nicht so schlimm" sei und sie ja auch Phasen habe, in denen sie sich „ganz okay" fühle. Außerdem nehme sie an, dass es anderen noch viel schlechter ginge als ihr selbst, und diesen Menschen wolle sie keinen Therapieplatz wegnehmen. Die Depressionsdiagnose habe sie dann dahingehend sehr erleichtert, weil sie sich nun sicher sein könne „wirklich etwas zu haben" und sich ihre Symptome nicht einfach nur einzubilden.

Die Patientin wurde in die medikamentöse Behandlungsgruppe gelost, wusste aber nicht, dass es sich um ein medikamentöses Placebo handelt. Damit war sie zunächst unzufrieden, weil sie, auch aus Angst vor Nebenwirkungen, eigentlich lieber keine Medikamente habe nehmen wollen und sich eine psychotherapeutische Behandlung erhofft habe.

Im Gespräch erklärten wir ihr, dass das Medikament neuen Ergebnissen zufolge helfen könne, weniger emotionalen

Schmerz zu spüren, wodurch mehr Serotonin bereitgestellt werde. Weiterhin erläuterten wir, dass man dadurch auch mehr Energie im Alltag habe, was sich in der Folge auch positiv auf die Stimmung und die Aktivität im Alltag auswirken könne. Außerdem wurde genau besprochen, dass das Medikament regelmäßig und am besten immer zur gleichen Tageszeit eingenommen werden soll und die Wirkung bei den meisten Menschen innerhalb von 30 Minuten einsetzt. Zu den Nebenwirkungen erklärten wir, dass es in seltenen Fällen zu leichter Mundtrockenheit kommen könne, was aber auch bei klassischen Antidepressiva eine typische Nebenwirkung sei.

Nach dem Gespräch schien die Patientin weniger skeptisch zu sein und entschied sich, das Medikament ausprobieren zu wollen. **Zunächst habe sie die Tablette abends vor dem Einschlafen genommen und habe schon in der ersten Woche eine leichte Verbesserung ihrer Stimmung bemerkt.** Da sie aber morgens meist ein Stimmungstief gehabt habe, fragte sie im Verlauf der Behandlung, ob sie die Medikation auch auf eine Einnahme am Morgen umstellen könne. Die daraufhin erfolgte morgendliche Einnahme habe ihr geholfen, wieder mehr „in Schwung zu kommen" und sich vormittags besser auf die Arbeit konzentrieren zu können.

Beim Abschlussgespräch berichtete sie, dass sie sich im Laufe der Studie fast schon auf die Einnahme der Tablette gefreut habe, weil sie gewusst habe, dass es ihr innerhalb von 30 Minuten etwas besser gehen werde. Allgemein wirkte die Patientin weniger belastet und es war spürbar, dass sie wieder mehr Energie hatte. Die längeren Konzentrationszeiten bei der Arbeit habe sie als größtes Erfolgserlebnis wahrgenommen. Dies habe sie auch zuversichtlich gestimmt, weiteren Anforderungen gerecht werden zu können. Sogar ihr Partner habe bemerkt, dass sie mit mehr Leichtigkeit durch den Tag gehe. Außerdem sei sie sogar einmal mit ihren Freundinnen im Theater gewesen.

Auf die finale Aufklärung durch das Studienteam darüber, dass es sich bei der Medikation um ein Placebo handelte,

reagierte die Patientin sehr verwundert und zunächst leicht enttäuscht. Sie konnte den fehlenden Einfluss eines wirksamen Medikaments nach einer Erläuterung des Placebo-Effekts dann allerdings für sich als positiven Faktor annehmen. Sie war stolz, dass sie aus eigener Kraft heraus schon so große Fortschritte hatte machen können und wollte, gerne auch im Rahmen einer Psychotherapie, weiter an ihren Problemen arbeiten.

Psychotherapie – negative Erwartungsmuster überwinden
Die Psychotherapie setzt zum Teil an den nicht an der Realität orientierten Erwartungen bei einer Depression an. Patienten neigen dazu, eigentlich positive Erlebnisse negativ zu interpretieren. Zum Beispiel sagt ein Bekannter eine Verabredung wegen einer Erkrankung ab, aber es taucht sofort der Gedanke auf: „Mit mir will niemand mehr etwas zu tun haben". Diese dysfunktionalen Erwartungen lassen sich im Rahmen einer Therapie in passender Dosierung ändern. Dazu werden gezielt gut untersuchte oder etablierte Techniken in Studien eingesetzt. Wichtig ist aber zunächst, die Patienten über diesen Mechanismus zu informieren, damit sie verstehen, dass und warum viele Erlebnisse und Ereignisse, auch wenn sie positiv sind, negativ interpretiert werden. Patienten werden für diese gedanklichen Abläufe sensibilisiert und konzentrieren sich darauf. Erwartungen, Hoffnungen und Ängste offen und aktiv anzusprechen, ist wichtig.

Solch eine auf die Erwartung konzentrierte Psychotherapie bittet den Patienten, sich zum Beispiel folgende Fragen zu stellen:

- Wie kann ich meine Erwartungen im Alltag testen und überprüfen?
- Wie kann ich herausfinden, ob meine Erwartungen richtig sind?
- Welche Immunisierungsstrategien nutze ich meist?
- Wie sieht das Ergebnis meines Realitätschecks aus?

Es ist ganz sicher hilfreich für Patienten, eine Behandlung, sei sie medikamentös oder psychotherapeutisch, positiv anzugehen. Auf der anderen Seite hat sich gezeigt, dass zum Beispiel auch die Psychotherapeuten selbst Einfluss nehmen können: Die Therapie wirkt um so erfolgreicher, je mehr emotionale Wärme und Kompetenz die Therapeutinnen und Therapeuten ausstrahlen und überzeugend vermitteln (siehe S. 102).

Nocebo-Effekt erschwert das Absetzen von Antidepressiva

Die medizinische Empfehlung zur Behandlung einer Depression ist oftmals die Behandlung mit Antidepressiva: Nach einer kurzen sogenannten Aufdosierungsphase bis hin zur empfohlenen individuellen Standarddosis entfalten Antidepressiva nach etwa vier Wochen ihre volle Wirksamkeit. Tritt unter Einnahme des Antidepressivums eine Verbesserung der depressiven Symptome auf, sollte das Antidepressivum noch vier bis neun weitere Monate eingenommen werden, bei wiederholten depressiven Episoden weitere zwei Jahre. Herrscht dann immer noch weitgehende Symptomfreiheit, sollte ein Absetzversuch erfolgen. Immerhin 30 bis 40 % der Personen, die Antidepressiva über lange Zeit einnehmen, bräuchten die Antidepressiva nicht mehr – so lautet eine Schätzung. Aber hier liegt das Problem: Schwindel, Schlaflosigkeit, Schwäche, Reizbarkeit, Übelkeit, Schmerzen und weitere Symptome können auftreten, wenn Patienten nach Besserung der Depression versuchen, ihr Antidepressivum wieder abzusetzen. Vor allem bei den typischen Antidepressiva, die die Botenstoffe Serotonin und Noradrenalin im zentralen Nervensystem beeinflussen, spüren Patienten auch Beschwerden beim Absetzen. Das heißt: Sie erleben möglicherweise Schlaflosigkeit, ihnen ist schwindelig oder sie sind leicht reizbar. All das sind aber auch charakteristische Symptome einer beginnenden Depression. So entsteht schnell die Angst vor einem Rückfall in die Depression, weshalb Patienten den Absetzversuch oftmals abbrechen. Selbst betreuende Ärzte können oft nur schwer zwischen Rückfall und Absetzproblematik unterscheiden. So entsteht für Patienten ein Kreislauf aus negativen Erwartungen, die wiederum negative Beschwerden hervorrufen – bedingt durch den Nocebo-Effekt. Er wirkt wie eine Art selbsterfüllende Prophezeiung. Die Angst vor einem möglichen Rückfall in die Depression verstärkt die Selbstbeobachtung und die normalerweise rasch vorübergehenden Beschwerden beim Absetzen werden als Rückfall missverstanden. Hinzu kommt: In einschlägigen Absetz-Foren im Internet und auf Infoseiten werden oft nur negative Symptome und besonders gravierende Fälle beschrieben.

„Das fördert den Nocebo-Effekt weiter“, warnt Professorin Yvonne Nestoriuc von der Helmut-Schmidt-Universität in Hamburg. Für sie ist es ein Missstand, dass viele Patienten die Präparate viel zu lange einnehmen. Ohne therapeutische Begleitung missdeuten sie die Absetzsymptome häufig. Deshalb ist eine verstärkte Aufklärung und vor allem eine Begleitung beim Beenden von antidepressiven Therapien durch Psychiater, Hausärzte und andere Fachärzte, die die Antidepressiva verschreiben, vonnöten.

Akute Schmerzen nach Operationen

Mehr als sieben Millionen Eingriffe werden in Deutschland jährlich im Krankenhaus durchgeführt, hinzu kommen etwa zwei Millionen ambulante OPs. Für die Patienten geht es meist nicht ganz ohne Schmerzen nach einem operativen Eingriff. Verordnete Schmerzmedikamente lindern die Beschwerden, aber auch hier wirken Erwartungseffekte. Positive wie auch negative Erwartungen können Einfluss auf die Stärke der Schmerzen, die Dauer und den Einsatz von schmerzhemmenden Mitteln nehmen. Das zeigen eindrücklich einige Untersuchungen.

Der Psychologe Prof. Przemyslaw Babel von der Universität Krakau in Polen nahm sich 53 Studien vor und kam zu folgendem Ergebnis: Wer sich den Schmerz bereits vor der Operation sehr schlimm vorstellt – Wissenschaftler nennen das Schmerzkatastrophisierung –, erlebt auch stärkere Schmerzen. Wer dazu neigt, das zeigen mehrere Studien nach Knie- und Hüfteingriffen, hat ein erhöhtes Risiko, nach der OP tatsächlich vermehrt unter Schmerzen zu leiden. Diese Schmerzkatastrophisierung („Ich werde sicher furchtbare Schmerzen haben und die Medikamente helfen bei mir bestimmt nicht, vielleicht geht auch bei Narkose etwas schief ...“) ist eine übertriebene Bewertung der negativen Aspekte.

Während negative Erwartungen und das Katastrophisieren nachvollziehbar einen negativen Effekt haben, sollten die Erwartungen aber auch nicht allzu positiv sein. Sind sie unrealistisch positiv („Ich kann sicher nach der Operation sofort aufstehen, nach Hause gehen und die Schmerzen sind weg."), können sie zu einer Enttäuschung führen.

Weniger Schmerzen nach einer Brustoperation

Ein sehr gutes Beispiel für die Macht der Kommunikation ist eine Studie an 96 Patientinnen, die sich am Universitätsklinikum Essen einer Brustkrebsoperation unterziehen mussten. In einem komplexen Studiendesign berichtete ihre Anästhesistin (nach einem genauen Wortprotokoll) vor der OP entweder von den positiven Möglichkeiten einer zusätzlichen Akupunkturbehandlung zur Unterstützung der Schmerztherapie oder sie informierte ganz neutral. Unabhängig davon, ob eine Akupunktur neben der üblichen Schmerztherapie nach der OP durchgeführt wurde oder nicht, ist das Ergebnis höchst spannend: Mit den positiven Informationen und damit einhergehend einer positiveren Erwartungshaltung berichteten die Patienten und Patientinnen nach der OP von weniger Schmerzen und von einer größeren Zufriedenheit mit der Schmerzlinderung.

Wenn man bedenkt, dass jährlich etwa 230 Millionen Operationen weltweit durchgeführt werden, könnte solch eine Unterstützung nicht nur persönlich für jeden Betroffenen hilfreich sein, sondern sich auch günstig für das Gesundheitssystem auswirken.

Geringerer Schmerzmittelverbrauch nach einer Knieoperation

Am Universitätsklinikum Hamburg-Eppendorf wurde 2021 an 120 Patienten nach einer Kniegelenksoperation der Nutzen einer speziellen digitalen Anwendung auf dem Smartphone oder Tablet untersucht. Die App gab positive Informationen zur Schmerztherapie und Schmerzmittelwirkung. Insbesondere wenn die App durch Visiten des Arztes ergänzt wurde und eine positive Interaktion zwischen Arzt und Patient stattfand, konnte so der Schmerzmittelverbrauch gesenkt werden.

Auch solche technischen Hilfsmittel wie diese App können dazu beitragen, über gut gesteuerte Information und Kommunikation den Behandlungserfolg und das Schmerzerleben positiver zu gestalten.

In den Niederlanden werden derartige digitalen Hilfsmittel häufig eingesetzt, um Nocebo-Effekte zu vermeiden. Die Kosten werden von den Krankenkassen teilweise übernommen.

Weniger Einschränkungen nach der Herzoperation

Die individuellen Erwartungen und Überzeugungen sind sogar bei einer Herzoperation wichtig. Dies zeigte die „Psyche und Herz-Studie PSY-HEART I“ an der Universität Marburg. In Deutschland werden jährlich mehr als 1,5 Millionen Menschen mit einer Herzkrankheit behandelt. Man weiß, dass jeder Fünfte bis Zehnte die Zeit nach der Operation am Herzen als eine psychische Belastung erlebt und darunter leidet. Ängste, Alpträume und Schlafstörungen, selbst eine Depression, können die Herzpatienten noch Monate belasten.

In der PSY-HEART fanden zwei Sitzungen mit einem Psychologen oder einer Psychologin und zwei Telefonate rund um die OP statt. Diese halfen den Patienten, ihre Erwartungen an die OP realistisch und positiv einzuschätzen und sich auf die gewünschten Effekte der OP zu besinnen. Zum Beispiel wieder im Garten arbeiten oder Spaziergänge mit dem Hund unternehmen zu können. Und in der Tat: Patienten, denen diese Gespräche anboten wurden, litten seltener unter Belastungen durch die Krankheit, lagen kürzer im Krankenhaus, hatten niedrigere Entzündungswerte im Blut, eine höhere Lebensqualität und schätzten ihre Belastbarkeit (wie viele Stunden sie glauben, ihre Arbeit ausüben zu können) höher ein als die Patienten in der Kontrollgruppe.

Die Ergebnisse dieser psychologischen Interventionsstudie waren so ermutigend, dass nun das Programm in neun herzchirurgischen deutschen Zentren an mehr als 500 Patienten und Patientinnen weiterverfolgt wird und speziell für Patienten nach einer Herzklappenoperation eine Folgestudie gestartet werden soll, auch mit einer digitalen Variante. Ehe diese therapeutischen Zusatzmaßnahmen flächendeckend im klinischen Alltag eingesetzt werden, wird sicher noch einige Zeit vergehen. Aber jeder Patient und jede Patientin kann und sollte sich jetzt schon die eigene Einstellung vergegenwärtigen und überlegen, was notwendig wäre, um individuelle Sorgen und Ängste zu reduzieren und möglichst gut informiert und vertrauend in operative Eingriffe wie Behandlungen zu gehen.

Fit nach der Herz-OP

Herr T., Anfang 70, hatte große Angst vor seiner bevorstehenden Bypass-Operation. Er entschied sich für eine präoperative psychologische Intervention. Während der Intervention verbesserte er sein Krankheitsverständnis, setzte positive Ziele für die Zukunft und bereitete sich auf die Bewältigung möglicher Nebenwirkungen nach der Operation vor. Konkret fanden vor der OP mehrere persönliche Gespräche und Telefonate statt. Es wurde mit Herrn T. dabei gemeinsam überlegt, welche liebgewonnenen Aktivitäten er aufgrund der Herzkrankheit aktuell nicht mehr ausführen konnte. Unter Berücksichtigung der zu erwartenden Belastbarkeit nach der Operation wurden gemeinsam konkrete, persönlich relevante Aktivitäten geplant und festgelegt, zu welchem Zeitpunkt nach der Operation Herr T. diese wieder aufnehmen könnte. Dies mündete zum Abschluss der ersten Sitzung in einer Imaginationsübung, bei der er ein positives Bild für die Zeit sechs Monate nach der Operation entwickelte.

Herr T. war früher Handwerker und stellte sich vor, wie er wieder seinem Handwerk nachgehen würde. Manchmal stellte er sich auch vor, wie er nach der Operation eine große Familienfeier feiern würde. Auch wurde Herr T. auf die erste Zeit direkt nach der OP und damit verbundenen Nebenwirkungen eingestellt: Wie kann er damit umgehen, wenn am Anfang noch etwas Schmerzen an den Narben auftreten oder Schwindel, wenn er wieder etwas aktiver ist?

Herr T. wurde im Rahmen der psychologischen Intervention zuversichtlicher, auch solche möglichen Beschwerden gut meistern zu können, und dabei den Gesamt-Genesungsprozess nicht aus den Augen zu verlieren. Durch die Intervention fühlte er sich weniger hilflos und hatte ein Argument mehr, wofür es sich lohnt, die Operation auf sich zu nehmen. Wenige Monate nach der Operation berichtete er dem Behandlungszentrum davon, dass er sein Leben fast vollständig wieder zurückgewinnen konnte.

Erkrankungen des Immunsystems: Beispiel Schuppenflechte

Unser körpereigenes Abwehrsystem ist ein komplexes Netzwerk aus vielen unterschiedlichen Zellen, die die Aufgabe haben, Krankheitserreger wie Viren, Bakterien, Pilze, Parasiten und auch Krebszellen zu bekämpfen. Aber auch bei Verletzungen ist es aktiv und versucht, über eine Entzündungsreaktion Immunzellen zu der verletzten Stelle zu locken, um eindringende Keime gleich zu vernichten. Es arbeitet immer, ist hocheffizient und kommuniziert intensiv mit anderen Systemen, zum Beispiel dem Gehirn. Ohne funktionierendes Immunsystem könnten wir nicht überleben.

Erwartungs- und Lerneffekte, auch durch unbewusste Erwartungsprozesse in Form der Konditionierung (siehe S. 40), sind bei einigen Erkrankungen des Immunsystems belegt.

Bei der Schuppenflechte – auch Psoriasis genannt – handelt es sich um eine chronisch-entzündliche Erkrankung. Das heißt: Bei Patienten mit Psoriasis sind Teile des Immunsystems überaktiv, und es werden vermehrt bestimmte Botenstoffe freigesetzt, die Entzündungsreaktionen auslösen. Die körpereigene Abwehr gegen Krankheitserreger verändert hier fälschlicherweise die Regulierung von Zellen des eigenen Körpers. Einige der entzündungsfördernden Botenstoffe, die dann ausgeschüttet werden, regen die oberen Hautzellen an, sich schneller zu teilen. So entstehen die silbrigen Hautschuppen, die der Krankheit ihre deutsche Bezeichnung „Schuppenflechte" gegeben haben. Die Entzündungsreaktion führt dazu, dass die Haut oft stark gerötet ist.

Psoriasis – die psychischen Belastungen

Die Haut juckt, brennt und beim Kratzen an Ellenbogen, Knien oder der Kopfhaut lösen sich silbrige Schuppen. Zurück bleibt eine gerötete entzündete Hautstelle, die wiederum juckt und schmerzt. Der Name der Krankheit stammt von dem griechischen Wort „psora" für Juckreiz.

Die sogenannten Plaques der Schuppenflechte sind für andere sichtbar, lassen sich kaum verbergen, deshalb fühlen sich Betroffene oft stigmatisiert. Und irrtümlich vermuten manche Menschen auch, dass die Krankheit ansteckend sei. Ebenso sind das ständige Brennen und Jucken (Pruritus) der betroffenen Areale eine enorme psychische Belastung für Patienten und Patientinnen. Die Haut muss sorgfältig gepflegt werden, und die vielen Behandlungen kollidieren mit den üblichen Alltagsverpflichtungen in Beruf und Privatleben. Der Juckreiz nachts führt zu Schlafstörungen. Depressive Verstimmungen treten bei Patientinnen und Patienten mit Psoriasis häufiger auf als bei Nichterkrankten, ebenso wie Angstzustände. Emotionale, soziale und die sogenannten Kontextfaktoren modulieren Entstehung, Entwicklung und Verlauf vor allem von chronisch-entzündlichen Hauterkrankungen, aber vor allem das Kratzen bei Juckreiz. Viele Experimente und klinische Studien haben gezeigt, dass diese Hauterkrankungen stark von psychischen Prozessen beeinflusst werden. Dazu gehört auch die Erwartungshaltung in Bezug auf die Psoriasis-Therapie. Wie gut Medikamente wirken und wie gut sie vertragen werden, wird so ebenfalls beeinflusst. Die engen Beziehungen zwischen Haut, Psyche, Nervensystem und Immunsystem sind mittlerweile vielfach belegt. Es existiert eine Haut-Hirn-Achse, die Signale zwischen den Systemen vermittelt und bei der Erkrankung eine wichtige Rolle spielt.

Entzündlich und chronisch

Die Psoriasis, ist eine chronisch-entzündliche Hauterkrankung, die etwa 2 bis 3 % der Bevölkerung in Deutschland betrifft, also zwischen zwei und drei Millionen Menschen. **Typisch sind silbrig-weiße Schuppen, sogenannte Plaques, vor allem an Ellenbogen und Knien.** Aber auch die Kopfhaut, Stellen hinter den Ohren, der untere Rücken, die Füße und der Genitalbereich sind häufig betroffen. Normalerweise dauert es rund vier Wochen, bis sich die oberste Hautschicht erneuert und abgestorbene, verhornte Zellen abgestoßen werden. Bei der Schuppenflechte teilen sich diese obersten Hautzellen sehr viel schneller – in nur vier Tagen – und können gar nicht schnell genug abgestoßen werden. Deshalb schuppt sich die Haut so stark. Die Entzündung in der Haut führt zu Juckreiz, weshalb Betroffene oft an den betroffenen Arealen kratzen, was die Entzündung und Hautrötung noch verstärken kann.

Die scharf abgegrenzten entzündlichen Plaques können zusätzlich zum Juckreiz ein schmerzhaftes Brennen verursachen. Im Bereich von stark entzündlichen Plaques können zudem schmerzhafte Risse in der Haut entstehen, die auch bluten können. Insbesondere, wenn diese Risse zum Beispiel an den Fingern lokalisiert sind, können diese den Alltag der Betroffenen stark einschränken.

Man unterscheidet bei der Psoriasis eine leichte sowie eine mittelschwere bis schwere Verlaufsform. Etwa 20 % der Betroffenen leiden an einer mittelschweren bis schweren Form. Die Erkrankung verläuft häufig in Schüben, sodass es auch zu weniger symptombelasteten Phasen kommen kann. Heilbar ist die Psoriasis aber nicht. Der Hauptrisikofaktor für die Entstehung ist eine genetische Veranlagung.

Bei schätzungsweise 30 % aller Menschen mit Psoriasis entzünden sich auch die Gelenke, was als Psoriasis-Arthritis bezeichnet wird.

Optimismus bei neuen Therapieansätzen

Viele Patientinnen und Patienten mit Psoriasis werden langjährig nur rein äußerlich, zum Beispiel mit cortisonhaltigen Cremes bzw. einer Kombination aus Cortison und Vitamin-D3-Analoga, behandelt. Für Betroffene mit einer mittelschweren bis schweren Ausprägung der Erkrankung zeigt diese Form der Therapie jedoch häufig keine zufriedenstellende und ausreichende Wirkung. Insbesondere cortisonhaltige Salben, Cremes und Lotionen helfen nur lokal begrenzt und nicht langfristig. Zudem werden sie von

Patienten häufig mit Skepsis gesehen: Man befürchtet Nebenwirkungen, wie zum Beispiel eine dünnere Haut. Eine Lichttherapie mit UV-Licht kann die Entzündung zwar bremsen, ist aber häufig aufwendig und kann auf lange Sicht das Hautkrebsrisiko erhöhen. Medikamente, die das Immunsystem von innen heraus bremsen und nicht nur lokal an den betroffenen Hautstellen wirken, kommen in Tabletten- oder Spritzenform bei Betroffenen mit einer mittelschweren bis schweren Psoriasis bei nicht ausreichender Wirkung der Lokaltherapie zum Einsatz. Aber auch hier sind je nach Präparat Nebenwirkungen möglich. Die aktuell effektivsten zur Verfügung stehenden Therapieansätze sind die sogenannten Biologika, also Antikörper, die gezielt über das Blut bestimmte entzündungsfördernde Botenstoffe blockieren, die aufgrund des fehlgeleiteten Immunsystems in einer zu großen Menge vorhanden sind.

Da es sich bei der Psoriasis um eine nicht ursächlich zu therapierende Krankheit handelt, neigen Patienten dazu, auch Therapieansätze zu wählen, die nicht nachgewiesenermaßen bei Schuppenflechte helfen. Das sind häufig pflanzliche Arzneimittel oder auch Nahrungsergänzungsmittel.

Viele Patienten verlieren aber nach Jahren den Mut, neue Therapien anzunehmen, weil sie resigniert haben. Experten wie Prof. Wiebke Sondermann vom Universitätsklinikum Essen raten – möglichst vorurteilsfrei – in auf Psoriasis spezialisierten Zentren neue Behandlungsmöglichkeiten zuzulassen. „Trotz der oft jahrelangen negativen Erfahrungen macht es Sinn, sich ohne Vorbehalte und mit Optimismus an neue Therapien zu wagen. Dann ist die Wahrscheinlichkeit auch groß, dass es gut funktioniert“, weiß die Oberärztin an der Klinik und Poliklinik für Dermatologie, Venerologie und Allergologie am Universitätsklinikum Essen, aus langjähriger Erfahrung.

Weniger Juckreiz durch positive Erwartung

Hautsymptome wie Juckreiz und Schmerzen können durch positive Erwartungen verringert und durch negative Erwartungen verstärkt werden – dies zeigen viele Studien an gesunden Probanden und Patienten mit Psoriasis und atopischer Dermatitis. Eine atopische Dermatitis ist eine chronische Entzündung der oberen Hautschichten und wird auch als Neurodermitis bezeichnet. Da es nur wenige einzelne Studien gibt, die den Juckreiz explizit in Bezug auf Placebo-Effekte untersuchten, fasste das Team um die Psychologin Prof. Andrea Evers an der Universität Leiden in den Niederlanden mehrere Studien zusammen, in denen Hauterkrankungen und Juckreiz nach Medikamenten- und Placebo-Gabe untersucht wurden.

In der Metaanalyse von 34 randomisierten klinischen Studien mit Patienten, die an Psoriasis, atopischer Dermatitis und Nesselsucht (chronisch-spontane Urtikaria) litten, zeigte sich 2015, dass Placebos den Juckreiz signifikant, also beträchtlich und nicht zufällig, reduzieren konnten, und zwar im Durchschnitt um 24 %.

Wenn das Jucken nachlässt!

Ein 43-jähriger Patient stellte sich im Jahr 2022 in unserer Psoriasis-Sprechstunde vor. Er berichtete, bereits seit etwa 20 Jahren unter Schuppenflechte zu leiden. Sein Vater sei ebenfalls betroffen, jedoch deutlich weniger als er selbst. Der Patient habe sich bereits bei vielen Hautärzten vorgestellt und wurde bisher lediglich mit angemischten cortisonhaltigen Salben behandelt. Einmalig sei auch über einige Wochen eine Lichttherapie durchgeführt worden. Die bisherigen Therapien hätten zu keiner zufriedenstellenden Symptomlinderung geführt. Er habe sich dann auch gar nicht mehr beim Hautarzt vorgestellt, weil er das Gefühl gehabt habe, dass man ihm sowieso nicht besser helfen könne. Er habe dann einfach mit dem Hautbefund gelebt und vorwiegend lange Kleidung getragen. Sport habe er schon lange nicht mehr gemacht, weil er die Blicke der anderen aufgrund seines Hautbefundes gefürchtet habe. Leider habe er in den letzten Jahren stark zugenommen und auch zunehmend Alkohol getrunken. Vor drei Monaten habe sich seine Ehefrau von ihm getrennt. Es sei ihm gar nicht gutgegangen und kurze Zeit später sei der Hautbefund regelrecht explodiert. Er habe in den letzten Wochen eigentlich fast jeden Abend zu Hause auf dem Sofa gesessen und sich kratzen müssen. Teilweise habe die Haut dann auch angefangen zu nässen und zu bluten.

Über die sozialen Medien habe er neulich zufällig mitbekommen, dass es scheinbar auch neue Therapieansätze für die Schuppenflechte gebe. Ein Bekannter empfahl ihm, sich einmal in der Uniklinik vorzustellen. Einem Freund habe dort mit einer Spritze sehr gut bei seiner Schuppenflechte geholfen werden können: „... der hat jetzt fast gar nichts mehr an der Haut."

In der Untersuchung sahen wir einen Patienten mit einer mittelschweren bis schweren Psoriasis, die sich über den gesamten Körper verteilte, und bei dem definitiv die Indikation zur Einleitung einer Biologika-Therapie gegeben war.

Wir besprachen mit dem Patienten ausführlich die möglichen Therapieoptionen und machten ihm Mut, dass mit den modernen

Biologika die Wahrscheinlichkeit bei über 70 % liegt, dass sich sein Hautbefund in den nächsten Wochen und Monaten um 90 % bessern wird. Zudem empfahlen wir dem Patienten seinen Lebensstil zu optimieren. Am Ende des Termins hatten wir das Gefühl, dass der Patient der Therapie sehr optimistisch entgegenblickt und sich, insbesondere auch aufgrund der positiven Erfahrungen aus dem persönlichen Umfeld, wirklich vorstellen konnte, dass es nun mit seiner Haut endlich besser wird.

Nach drei Monaten sahen wir den Patienten wieder. Er berichtete, dass es ihm deutlich besser gehe und der Juckreiz schon nach etwa ein bis zwei Wochen kaum noch vorhanden gewesen sei. Er könne endlich wieder besser schlafen. Die Psoriasis-Plaques seien ebenfalls deutlich rückläufig und würden kaum noch schuppen. Vor zwei Wochen habe er sich das erste Mal wieder ins Fitnessstudio getraut. Er freue sich schon darauf, im kommenden Sommer das erste Mal wieder mit seinen Kindern ins Freibad zu gehen.

Welchen Anteil die positive Erwartung an diesem guten Genesungsverlauf hatte, lässt sich im Einzelfall nicht bemessen.

Reizdarmsyndrom – Wenn Stress Bauchweh macht und Bauchschmerzen stressen

Es grummelt, rumort und zwickt im Bauch. Und es wäre gut, wenn jetzt schnell eine Toilette erreichbar wäre. Menschen mit dem Reizdarmsyndrom kennen solche Situationen nur zu gut, wenn ihre Körpermitte sich unangenehm bis schmerzhaft bemerkbar macht.

Das Reizdarmsyndrom, kurz RDS, zeigt sich sehr unterschiedlich, was die Kombination der Symptome, ihre Intensität, die Häufigkeit oder Regelmäßigkeit angeht. Einzelne RDS-Symptome haben auch die meisten Gesunden schon kennengelernt: Blähungen nach einem Bohneneintopf, weil Hülsenfrüchte die Verdauung strapazieren. Plötzlicher Durchfall vor einer wichtigen Prüfung, weil Stress die Darmtätigkeit beschleunigt. Drückendes Völlegefühl, weil eine Mahlzeit zu üppig war.

Beim RDS treten solche Symptome wiederholt oder dauerhaft auf. Oftmals lässt sich, anders als bei den genannten Beispielen, kein so klarer Auslöser finden. Normalerweise läuft die gesunde Verdauungsarbeit des Darms fast immer unterhalb der Bewusstseinsebene ab. RDS-Betroffene können ihre Verdauung aber nie ganz vergessen.

Diagnose und Behandlung

Da die RDS-Symptome auch bei bedrohlichen Darmerkrankungen auftreten können, haben manche Patienten eine regelrechte Ärzte-Odyssee hinter sich, bis die Diagnose Reizdarmsyndrom feststeht. Die gemeinsame Leitlinie zum Reizdarmsyndrom der Deutschen Gesellschaft für Gastroenterologie, Verdauungs- und Stoffwechselkrankheiten (DGVS) und der Deutschen Gesellschaft für Neurogastroenterologie und Motilität (DGNM) listet eine Vielfalt an Diagnosemöglichkeiten auf, damit alle anderen Erkrankungen mit ähnlichen Symptomen ausgeschlossen werden können. Ebenso umfangreich und vielfältig sind dort auch die Therapieempfehlungen. Je nach Art und Schwere der RDS-Probleme helfen sich viele Betroffene selbst. Von Pfefferminzöl über Flohsamenschalen bis zur zuckerfreien Ernährung reichen die Alltagsstrategien zur Darmberuhigung. Eine ganze Reihe von pflanzlichen und synthetischen Arzneien steht zur Auswahl, um Blähungen, Durchfall, Verstopfung und Bauchschmerzen zu lindern. Da die Symptome unter Stress meist zunehmen, sollen Entspannungsübungen bis hin zur Verhaltenstherapie die psychische Komponente des Reizdarmsyndroms dämpfen. Auch die ärztliche Behandlung setzt primär auf die Linderung der viszeralen, also die Eingeweide betreffenden, Symptome durch entsprechende Medikamente und individuelle Ernährungsvorgaben. Bislang gibt es keine kausale Therapie, weil die Ursachen und Auslöser des Reizdarmsyndroms erst allmählich verstanden werden.

Störung der Darm-Hirn-Interaktion

Das Reizdarmsyndrom wird auch als nervöser Darm bezeichnet und tritt meist erstmals bei jungen Erwachsenen auf, etwa doppelt so häufig bei Frauen wie bei Männern. Je nach Ausprägung der Symptome begrenzt RDS den Aktionsradius von Betroffenen, belastet sie im Alltag und beeinträchtigt ihre Lebensqualität. Nur selten verschwindet das Reizdarmsyndrom wieder völlig. In den meisten Fällen begleitet es die Patienten ein Leben lang.

Von einem Reizdarmsyndrom sprechen Gastroenterologen erst, wenn die Verdauungsstörungen länger als drei Monate immer wieder und zusammen mit Bauchschmerzen auftreten. Außerdem darf keine organische Ursache für den nervösen Darm vorliegen, etwa eine chronische Entzündung. Auch viszerale Schmerzen und Verdauungsprobleme aufgrund einer Lebensmittelunverträglichkeit zählen nicht zum Reizdarmsyndrom.

RDS kann sehr belastend sein, ist aber nicht gefährlich. Die Betroffenen müssen keine Angst haben, dass sich aus dem überreizten Darm eine schwere somatische Erkrankung oder gar Krebs entwickelt. Allerdings kann als Folge einer akuten Darmentzündung ein nervöser Darm bleiben.

Die psychische Komponente

Lange Zeit galten wiederkehrende Unterbauchschmerzen ohne nachweisliche Ursachen als typisch psychosomatische Beschwerden. Der Zusammenhang von Psyche und Reizdarm ist aber sehr viel komplexer und vor allem keine Einbahnstraße vom Kopf zum Bauch. Zwischen Gehirn und Eingeweiden besteht eine direkte Verbindung, die sogenannte **Darm-Gehirn-Achse**. Entlang dieser Achse läuft eine Kommunikation in beide Richtungen. Die Informationen werden als neuronale Signale des zentralen Nervensystems über den Vagusnerv weitergeleitet, aber auch mithilfe von Darmmikroben, Hormonen und Botenstoffen. Der Vagusnerv ist der zehnte Hirnnerv und nahezu an allen Regulationen der inneren Organe entscheidend beteiligt. Wie dieser ständige Austausch zwischen Gehirn und Darm genau aussieht, erforschen Wissenschaftler intensiv.

Der erfolgversprechende Forschungsansatz ist interdisziplinär: Weltweit arbeiten Vertreter aus Gastroenterologie, Neurologie, Psychologie, Immunologie und Endokrinologie an verschiedenen Standorten, um das Rätsel der Darm-Gehirn-Achse zu lösen.

Gestörte Kommunikationswege

Wissenschaftler, die sich speziell mit dem Reizdarmsyndrom beschäftigen, wollen insbesondere auch die starke psychische Komponente der Erkrankung berücksichtigen. Nicht nur, weil akuter Stress die Symptome verstärkt und chronischer Stress das Reizdarmrisiko erhöht. Oft leiden Betroffene auch an Angststörungen oder einer Depression. Ein Forschungsschwerpunkt liegt dabei auf den Schmerzsymptomen des Reizdarmsyndroms, ihrer Besonderheit und Bewältigungsmöglichkeiten. Viszerale Schmerzen unterscheiden sich nämlich von anderen Schmerzen: Sie sind schwer auf den Punkt zu lokalisieren, sie werden schon bei geringer Intensität als heftig empfunden und als bedrohlich wahrgenommen. Sie weisen einzigartige Aktivierungsmuster der Nerven auf, die sich von anderen körperlichen Schmerzen unterscheiden.

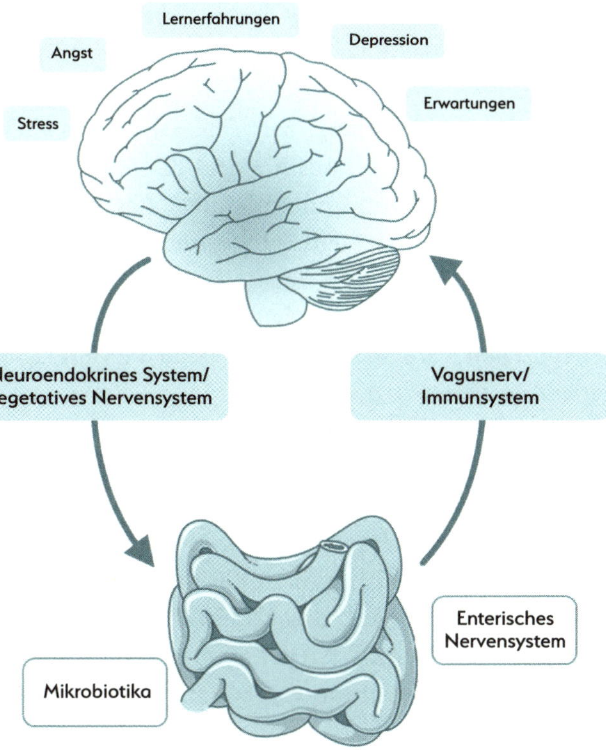

Die Wechselwirkungen zwischen Darm und Gehirn sind komplex – sowohl auf biologischer als auch auf psychologischer Ebene. Das Gehirn sendet Signale über das neuroendokrine System (also über Hormone) und das vegetative Nervensystem an den Magen-Darm-Trakt. So wirkt beispielsweise Stress auf die Verdauung. Das Gehirn empfängt wiederum Signale aus dem Magen-Darm-Trakt, unter anderem vermittelt über den Vagusnerv. Dabei spielen der Zustand des enterischen Nervensystems (komplexes Nervengeflecht, auch „Darmhirn" genannt) und die Zusammensetzung der Bakterien im Darm (Mikrobiota) eine zentrale Rolle.

Reizdarmpatienten zeigen eine überhöhte Aufmerksamkeit (Hypervigilanz) für viszerale Reize und eine gesteigerte Schmerzempfindlichkeit (Hyperalgesie). Verantwortlich dafür sind die Störungen der Kommunikationswege entlang der Darm-Gehirn-

Achse. Am Schmerzerleben und dessen Verarbeitung sind viele kognitive, emotionale und psychische Faktoren beteiligt.

Bauchschmerzen erforschen

Auch die Psychologie-Professorin Sigrid Elsenbruch, die an der Ruhr-Universität Bochum und am Universitätsklinikum Essen zur Entstehung von viszeralen Schmerzen forscht, sieht für das Reizdarmsyndrom biopsychosoziale Ursachen. Für deren Bewältigung müsse die gesamte Lebenswirklichkeit der Betroffenen in Betracht gezogen werden. Zum Beispiel sind die Unterschiede bei Frauen und Männern zu diskutieren.

Moderne Bildgebungsverfahren ermöglichen Wissenschaftlern eine Beobachtung der Schmerzverarbeitung im Gehirn. Dabei ist zu sehen, dass bei Reizdarm-Patienten und Gesunden unterschiedliche Hirnareale reagieren, wenn im Experiment ein Schmerz ausgelöst wird. Außerdem kann die funktionelle Magnetresonanztomografie (fMRT) zeigen, dass allein die Aussicht auf eine Schmerzreduktion die Aktivität der schmerzverarbeitenden Hirnareale bremst. Die Erwartung von Schmerz beschleunigt deren Aktivität.

Die Rolle der Erwartung bei viszeralem Schmerz

Die Erwartung, einen Schmerz zu spüren, spielt eine zentrale Rolle in der Empfindung und Verarbeitung chronischer Schmerzen, so auch beim Reizdarmsyndrom. Hier rücken die Erkenntnisse aus der Forschung zu Placebo-Effekten, vor allem der Einfluss der Therapieerwartung, in den Mittelpunkt. Für Reizdarmpatienten hat sich in einer neueren Studie am Beth Israel Deaconess Medical Center in Boston der Einsatz von Placebos sogar dann als effektiv erwiesen, als diese von den wirkstofflosen Arzneien wussten. Die sogenannte Open-Label-Gruppe (siehe S. 71) der 262 Studienteilnehmer (Erwachsene mit mittelschwerem RDS) wurde darüber aufgeklärt, dass ihre Pillen keine pharmakologische Wirkung besaßen. Nach sechs Wochen berichteten sowohl die Probanden mit offenem Placebo, die also wussten, dass sie ein Placebo bekamen, von einer deutlichen Verbesserung ihrer Symptome. Gleichermaßen bestätigten die Teilnehmer einer Kontroll-Placebo-Gruppe, die nicht wussten, dass sie ein Placebo erhielten, von der Besserung. Das ist ein sehr spannender Befund.

„Unsere Feststellung, dass ein offenes Placebo genauso wirksam sein kann wie ein doppelblindes, hat Auswirkungen auf die klinische Praxis und auf die zukünftige Forschung, insbesondere bei chronischen viszeralen und somatischen Schmerzzuständen", kommentierte Prof. Ted J. Kaptchuk die Studie seines Instituts. Kaptchuk ist Pionier der modernen Placebo-Forschung und Befürworter offener Placebo-Gaben.

Während die Forschung den Effekt positiver Therapieerwartungen bei RDS-Patienten vielfach untersucht, ist dem Einfluss negativer Erwartungen, also dem Nocebo-Effekt, auf das viszerale Schmerzgeschehen bislang wenig Aufmerksamkeit geschenkt worden.

Diesem Aspekt widmet sich im multizentrischen Forschungsverbund „Treatment Expectation" die Psychologin Sigrid Elsenbruch: Wie nehmen gesunde Probanden und Patienten mit Reizdarmsyndrom Signale aus dem Darm und den viszeralen Schmerz wahr, und wie wird dies durch psychologische Faktoren – vor allem eine negative Erwartungshaltung – beeinflusst?

Enttäuschung führt oft zu negativer Erwartung

Bei chronischen, schmerzhaften, therapieresistenten Beschwerden, die das Reizdarmsyndrom ausmachen, setzt sich in den Patienten eine überwiegend negative Erwartung fest. Die vielfach enttäuschenden Erfahrungen mit verschiedenen Behandlungsstrategien lassen RDS-Betroffene schnell an den Erfolgsaussichten weiterer Therapievorschläge zweifeln. Zusammen mit Stress und Angstgefühlen wirkt so ein Nocebo-Effekt über die Darm-Gehirn-Achse auf den Bauchraum. Die im Darm auftretenden Beschwerden wirken dann auf demselben Weg zurück aufs Gehirn – ein Teufelskreis.

Um diese Negativspirale zu durchbrechen, muss der Nocebo-Effekt in Folge der negativen Erwartungshaltung gestoppt werden. Eine zentrale Rolle kommt dabei den Behandlern zu. Sie können durch empathische und aufmerksame Zuwendung sowie die Betonung positiver Therapieergebnisse die bisherigen negativen Erfahrungen der RDS-Patientinnen zumindest teilweise quasi „überschreiben".

Eine gute Arzt-Patienten-Kommunikation kann die Basis darstellen, um langfristig die Störungen auf der Darm-Gehirn-Achse zu minimieren und die vom Patienten direkt spürbaren Symptome des Reizdarmsyndroms reduzieren.

Die Angst-Diagnose Tumorerkrankung

Tumor, Knoten, bösartige Geschwulst, Wucherung, Karzinom, Malignom, raumfordernder Prozess – egal wie eine Krebserkrankung umschrieben wird, alles klingt bedrohlich, macht Angst, verursacht Stress.

Etwa 500.000 Menschen erkranken jedes Jahr in Deutschland an einer der etwa 300 unterschiedlichen Krebsarten. Die Therapien sind oft langwierig, können schmerzhaft und belastend sein, auch sind leider zahlreiche Nebenwirkungen möglich. Und nicht immer sind die intensiven Behandlungen erfolgreich. Hilfreiche Erwartungseffekte wären gerade hier eine willkommene therapeutische Ergänzung.

Aber: Placebos heilen keinen Krebs. Oder, wie es der renommierte Placebo-Forscher Fabrizio Benedetti aus Turin, der bereits mehrfach zitierte wurde, formuliert haben soll: „Placebo-Antibiotika können keine Bakterien töten und mit Placebo-Gasen kann man keine Narkose machen." Das sind die Grenzen des Erwartungseffekts.

Können Erwartungseffekte aber helfen, die Begleiterscheinungen der Therapien – Schmerz, Appetitlosigkeit, Müdigkeit und verringerte Lebensqualität – zu mindern? Oder verursachen negative Erwartungen vermehrt Nebenwirkungen?

Nebenwirkungen verstehen und akzeptieren

Brustkrebs-Patientinnen, die die sogenannte Antihormontherapie mit Tamoxifen oder einen Aromatasehemmer etwa fünf Jahre lang durchhalten sollten, weil ihre Krebszellen durch das weibliche Sexualhormon Östrogen zur Teilung angeregt werden, brechen häufig die Therapie ab. Etwa jede dritte Patientin beendet die sehr wirksame Therapie vorzeitig. Wie können hier Erwartungseffekte helfen? Tamoxifen ist ein massiver Eingriff in den weiblichen Hormonhaushalt und kann zu Gewichtszunahme, Hitzewallungen, Stimmungsschwankungen und Libidoverlust führen. Frauen mit negativer Erwartungshaltung bezüglich der Nebenwirkungen vor Therapiestart und mit starken Nebenwirkungen nach dreimonatiger Therapie hatten ein signifikant höheres Risiko für Nebenwirkungen nach zwei Jahren als Frauen ohne negative Erwartungshaltung. Das zeigte eine Umfrage an 111 Brustkrebspatientinnen am Brustzentrum der Universität Marburg 2016.

Wie lassen sich die Behandlungserwartungen optimieren? Das könnte dazu führen, dass die Betroffenen die antihormonelle Therapie nicht abbrechen. Wie therapeutische Gespräche oder ein Verhaltenstraining helfen, wenn dabei jeweils die Vorteile der Behandlung und die positiven Aspekte betont werden, ist Gegenstand aktueller Forschung.

Chronisches Müdigkeitssyndrom

Eine der häufigsten Begleiterscheinung einer Krebserkrankung und Therapie ist das chronische Müdigkeitssyndrom, auch Fatigue genannt. Es ist ein äußerst belastendes Leiden, das Patienten in ihrer Lebensqualität stark einschränkt, auch noch Jahre nach der Behandlung. Die Behandlungsmöglichkeiten dieser extremen Erschöpfung und Müdigkeit sind sehr begrenzt. Deshalb mag es in einer solchen Situation, in denen leider kaum evidenzbasierte Strategien zur Verfügung stehen, vertretbar sein, auch mögliche Placebo-Effekte zu nutzen. So kam das Team um Dr. Teri Hoenemeyer vom Comprehensive Cancer Center der Universität von Alabama in Birmingham 2018 auf die Idee, Placebos einzusetzen.

74 Patienten, die an Krebs erkrankt waren, die die Therapien abgeschlossen hatten und unter Fatigue litten, erhielten zweimal pro Tag Zellulose-Tabletten ohne Wirksubstanz über 21 Tage. Das Besondere war: Die Teilnehmenden wurden darüber aufgeklärt, dass sie ein Placebo erhalten und auch über die Effekte von Placebos. Mehr über die Mechanismen hinter diesen sogenannten Open-Label-Placebos lesen Sie in Kapitel 2 (siehe S. 71). Dennoch gaben die Fatigue-Patienten an, dass sich ihre Müdigkeit um 29 % verbessert und ihre Lebensqualität sich um 39 % gesteigert hätte. Nun sollen in zukünftigen Studien bei Krebspatienten auch die Effekte auf Übelkeit und neuropathische Nervenschmerzen erforscht werden.

Was wir fordern – Politik und Gesellschaft sind gefragt

„Beide schaden sich selbst: der, der zu viel verspricht und der, der zu viel erwartet.“

GOTTHOLD EPHRAIM LESSING

Trotz der vielfach nachgewiesenen Wirkungen werden die Placebo-Effekte in unserem Gesundheitssystem kaum genutzt. Obwohl Erwartungen jede medizinische Behandlung begleiten, wird der oftmals gravierende Einfluss, den die Erwartungen von Patienten an medizinische Behandlungen haben, entweder negiert oder nur als zufälliges „Beiwerk“, als Zufallsvarianz im Symptomverlauf, betrachtet. „Es ist an der Zeit, unser medizinisches System von Grund auf neu aufzustellen“, fordern die beiden Psychologen Prof. Winfried Rief und Dr. Marcel Wilhelm von der Universität Marburg in der Wochenzeitung DIE ZEIT im September 2024. Zu Recht. Sie appellieren an Entscheidungsträger, einen Paradigmenwechsel zu initiieren, sodass Kommunikation und Kontextfaktoren in der Medizin stärker berücksichtigt werden. Wie dies geschehen kann, dazu wollen wir einige Anregungen geben.

Information und Kommunikation sind der Anfang von allem. Gezielte Schulungen und Informationskampagnen können helfen, eine größere Aufmerksamkeit für die Zusammenhänge zwischen Erwartung, Gesundheitszustand und Therapieerfolg zu schaffen. Und zwar bei allen Beteiligten, allen Mitarbeitenden im Gesundheitswesen, von der Medizinischen Fachangestellten am Empfang, über Pflegekräfte, Physiotherapeuten, Ärzte, Apotheker und viele mehr. Einfach alle, die mit Patienten arbeiten und kommunizieren. Und ebenso bei Menschen mit chronischen Erkrankungen und der Allgemeinbevölkerung, die sich – ob wir das wollen oder nicht – situationsabhängig auch in der Rolle als Patient wiederfinden.

Die Kommunikation im Gesundheitswesen aufwerten

50 Jahre evidenzbasierter Forschung belegen es: Gute Kommunikation hilft heilen. Wie viele Tabletten landen im WC, weil Patienten den Nutzen nicht einsehen oder Angst vor Nebenwirkungen haben? Wie viele von Patienten abgebrochene Behandlungen könnte man mit guter Kommunikation aufrechterhalten – zum Nutzen der Erkrankten? Wie viele Kassenleistungen könnten in der Konsequenz besser investiert werden, wenn vor allem chronisch kranke Patienten zu ihrem therapeutischen Umfeld Vertrauen hätten und sich gut aufgehoben fühlten? Zahlreiche Arztwechsel und weitere Untersuchungen blieben sowohl den Betroffenen als auch dem Gesundheitssystem erspart. Gerade bei langfristig Kranken, zum Beispiel Patienten mit chronischen Schmerzen, ist eine personalisierte, empathische Kommunikation, die eben auch die Vorgeschichte berücksichtigt, zeitintensiv. In durchschnittlich sieben Minuten ist dies während eines Arztbesuchs nicht zu bewerkstelligen.

Die Behandlungsrealität spiegelt dieses Wissen leider nicht wider. Nur ein Beispiel aus dem Alltag der Schmerztherapeutin Prof. Bingel: „Ich habe als Neurologin und Schmerztherapeutin schon Hunderte von Patientinnen und Patienten mit chronischen Rückenschmerzen gesehen, die zig Aufnahmen (CTs oder MRTs) von ihrer Wirbelsäule erhalten haben, aber nicht ein einziges Mal hat sich ein Arzt länger als fünf Minuten Zeit nehmen können, um detaillierter nach der häuslichen oder beruflichen Situation zu fragen oder zu erklären, wie der Patient mit Schmerzmedikamenten umgehen soll."

Viele Tonnen Arzneimittel landen jährlich auf dem Müll, woraus ein erheblicher Schaden für das Gesundheitssystem und die

Umwelt entsteht. Das liegt auch daran, dass bei vielen Patientinnen und Patienten Sorgen und Ängste vor der Einnahme des Medikaments zurückbleiben, insbesondere nachdem sie den Beipackzettel gelesen haben. Dies wird so bleiben, wenn nicht die Bedeutung dieser Informationen und vor allem der individuelle Nutzen der Behandlung im ärztlichen Gespräch eingeordnet werden.

Doch aktuell ist die zentrale Bedeutung des ärztlichen Gesprächs und guter Gesundheitsinformation durch den Arzt oder die Ärztin nicht angemessen im Vergütungssystem der Krankenkassen abgebildet. Das muss sich unbedingt ändern! Eine gute Kommunikation ist der Schlüssel, um Behandlungen wirksamer und verträglicher zu machen, teure Medikamente vor dem Schicksal im Hausmüll zu bewahren und teure, häufig unnütze Doppeluntersuchungen zu vermeiden.

Neue Impulse in Aus- und Weiterbildung

Welchen Einfluss kann eine achtlose negative Bemerkung auf den Genesungsverlauf von Patienten haben? Wie lässt sich die Wirksamkeit und Verträglichkeit einer Verordnung steigern? Wie kann man Patienten über die Ziele und Risiken einer Behandlung informieren und dabei gleichsam mit einer informierten Entscheidungsfindung die Patientenautonomie wahren? Wie lassen sich Nocebo-Effekte vermindern, die nicht selten zum Absetzen wirksamer Medikamente führen?

Diese Inhalte und Kompetenzen müssen in den Aus- und Weiterbildungsordnungen im medizinischen Bereich berücksichtigt und ein entsprechendes Aus- und Weiterbildungsangebot geschaffen werden. Erste positive Entwicklungen, zum Beispiel im Entwurf zur neuen Approbationsordnung für angehende Ärztinnen und Ärzte, gibt es schon. Aber noch ist da viel Luft nach oben! Neben reiner Wissensvermittlung wünschen wir uns vor allem Raum für Diskussion, Austausch und Übungen, um Bewusstsein, Haltung und kommunikative Kompetenzen zu fördern.

Kommunikation und Empathie kann man lernen

„Da ist jetzt halt unangenehm, da müssen Sie durch, wenn Sie wieder gesund werden wollen!“ Einen solchen Satz sollten Patienten nicht zu hören bekommen. Damit Medizinstudierende selbst erfahren und erproben können, was Kommunikation bewirken, aber auch anrichten kann, setzen die meisten medizinischen Fakultäten inzwischen auf praktische Übungen. In den vergangenen Jahren hat im Medizinstudium und in der ärztlichen Weiterbildung ebenso wie in der Ausbildung von Pflegenden ein Paradigmenwechsel eingesetzt. Gerade für die Arbeit mit Patienten sind neben Fachkompetenz auch soziale Kompetenzen von Bedeutung. Angesichts der schnellen technologischen Entwicklungen und mit der Begeisterung für die damit verbundenen Möglichkeiten in der Diagnostik und Therapie mag vor einigen Jahrzehnten die Bedeutung der Kommunikation etwas in den Hintergrund getreten sein. Inzwischen ist deutlich geworden, dass auch die teuerste Medizintechnik nur dann Nutzen und Erfolg bringen kann, wenn sie sinnvoll und zielgerichtet eingesetzt wird und wenn Patienten bereit sind, in der Therapie mitzuarbeiten. Dazu bedarf es jedoch einer sorgfältigen Befunderhebung im Rahmen des Anamnesegesprächs, einer gemeinsamen Entscheidungsfindung über Therapiemöglichkeiten, das sogenannte „shared decision making“ (siehe S. 106), und auch eine einfühlsame Begleitung der Patienten während der Behandlung.

Unsere Ratschläge für Therapeuten, die jeder bereits heute beachten kann

- Wählen Sie einen ganzheitlichen biopsychosozialen Behandlungsansatz, bei dem auch die emotionalen Faktoren angesprochen werden.
- Erklären Sie die individuelle Behandlung und Wirkmechanismen in verständlicher Weise. Vermitteln Sie für den individuellen Patienten realistische und für ihn greifbare und nachvoll-

ziehbare Informationen zu Symptomen, Erkrankungen, Behandlungen und zu erwartenden Behandlungseffekten.

- Nehmen Sie sich Zeit für Gespräche, unterbrechen Sie die Patienten nicht, fragen Sie nach Ängsten, Sorgen und Erwartungen. Erfassen und berücksichtigen Sie zudem die subjektiven Sichtweisen, Vorerfahrungen und Befürchtungen Ihrer Patienten.
- Kommunizieren Sie empathisch und authentisch. Auch ein ehrlich gemeintes Lob, wie gut sie oder er mitmacht, ist hilfreich.
- Stärken Sie die Eigenverantwortung der Patienten und ihren aktiven Beitrag. Das unterstützt das Coping (Bewältigungsstrategie) und fördert Selbstwirksamkeitserwartungen. Ermöglichen Sie Ihren Patienten, Kontrolle und Verantwortung für ihre Behandlung zu übernehmen.

Erwartungseffekte in der Versorgungsforschung berücksichtigen

Der gesundheitliche Nutzen von positiven Erwartungen und der potenziell gravierende Schaden durch negative Erwartungen ist in vielfachen kontrollierten Studien belegt. Allerdings wurden diese Studien, ähnlich wie bei der Zulassung neuer Medikamente oder Interventionen, überwiegend in spezialisierten Zentren und Universitätskliniken durchgeführt.

In nächsten Schritten muss und sollte systematisch untersucht werden, wie Placebo- und Nocebo-Effekte zu einem eigenständigen Ziel therapeutischer Interventionen in der klinischen Routine werden können, und wie dies kosteneffektiv umzusetzen ist. Hier sind verschiedene Interessenvertreter von den Krankenkassen bis zu den Pharmafirmen gefragt.

Kommunikation ist also nicht nur zwischen Arzt und Patient ein wichtiger Faktor bei der Genesung, sondern auch innerhalb des medizinischen Versorgungssystems. Das fängt mit einer sektorenübergreifenden, gut abgestimmten Behandlung an, für die idealerweise über eine Datenbank alle Untersuchungsergebnisse und Therapien einsehbar sein sollten. Es bedarf einer engeren Kommunikation und Abstimmung zwischen den Disziplinen, zwischen Hausärzten, Fachärzten, Kliniken, Therapeuten aus der Physio- oder Psychotherapie und Apothekern.

Generika

Betrachten wir einmal das Beispiel der Generika. Holt ein Patient in der Apotheke sein verschriebenes Medikament ab, sagt der Apotheker häufig: „Das verschriebene Präparat haben wir gerade nicht vorrätig, aber ein Generikum. Das hat den gleichen Wirkstoff und ist auch günstiger."

Ein Generikum ist ein Medikament, das andere Firmen herstellen dürfen, wenn der Patentschutz für das Originalpräparat ausgelaufen ist. Es enthält den identischen Wirkstoff, kann aber anders aussehen oder eine andere Verpackung haben.

Ein Generikum ist günstiger, da die Firma nicht auch in die kostspielige Entwicklung des Medikaments investieren mussten. Das ist also grundsätzlich eine richtig gute Sache, die erlaubt, dass mehr Menschen die wirksame Behandlung erhalten können, die sie dringend brauchen. Dennoch löst das Thema „Generika" oft Verunsicherungen aus: „Bin ich das Originalpräparat nicht wert?", „Wirkt dieses billige Nachahmerpräparat wirklich so gut wie das Original?" Ja, das tut es. Der Wirkstoff ist identisch und die Wirkung ist identisch. Aber wir Menschen neigen automatisch dazu, teuren Produkten – und auch Medikamente sind ein Produkt – einen größeren Wert und eine bessere Qualität zuzumessen. Das ist nicht nur für Kosmetikprodukte und Weine so, sondern tatsächlich auch für Medikamente.

In einem Schmerzexperiment mit gesunden Probanden zeigte sich, dass ein weithin bekanntes Originalpräparat besser wirkte als ein Generikum (obwohl in beiden Bedingungen de facto nur wirkstofffreie Placebos verabreicht wurden). Der Unterschied liegt also nicht im Generikum selbst, sondern in der daran geknüpften Erwartung. Ähnliche Effekte wie in dem Experiment können auch in der tatsächlichen Patientenversorgung auftreten: Im Bereich der Rheumatologie sind Erwartungen zum Beispiel von Bedeutung, wenn Patienten von sogenannten Biologika (z. B. monoklonale Antikörper) auf die preisgünstigeren, aber ebenso wirksamen „Biosimilars“ umgestellt werden. Patienten brechen die Therapie ab, erleben eine schlechtere Wirkung oder mehr Nebenwirkungen, obwohl der Wirkmechanismus vollkommen vergleichbar ist und es keine pharmakologische Erklärung für die schlechtere Wirkung gibt. Aus den genannten Beispielen wird deutlich, dass eine gute Kommunikation und ausführliche Erklärungen durch Ärzte und Apotheker wichtig sind, wenn Therapien umgestellt oder Generika verabreicht werden.

Aber bei einem psychologischen Effekt hilft auch die beste Kommunikation und Aufklärung nichts:

Wie wir bereits in Kapitel 1 (siehe S. 40) und 2 (siehe S. 63, 70, 73) beschrieben haben, können Lerneffekte wie die klassische Konditionierung eine unterstützende Rolle für die Medikamentenwirkung spielen. Hierfür spielen das Aussehen, die Farbe, gegebenenfalls der Geruch und Geschmack einer Behandlung eine Rolle.

Ein Problem werden Generika dann, wenn der Patient durch die Rabattverträge der Krankenkassen immer wieder andere Generika erhält. Das verunsichert nicht nur kolossal, sondern gefährdet auch die Konditionierungskomponente einer Therapie. Hier sind Aufklärung und ein Umdenken auf Seite der Krankenkassen dringlich notwendig.

Ein neues Medikament zu entwickeln, ist komplex

In einem mehrstufigen Prozess, der viele Jahre bis Jahrzehnte dauern kann, entwickelt ein pharmazeutisches Unternehmen, oft in Kooperation mit mehreren Instituten, ein neues innovatives, wirksames Medikament, das möglichst effektiver und nebenwirkungsärmer wirkt. Die Kosten können sich auf mehrere Milliarden US-Dollar belaufen.

Grundlagenforschung über die Erkrankung sowie einen neuen Wirkstoff für eine Erkrankung zu identifizieren, sind der Anfang, dann folgen sogenannte präklinische Studien. Sicherheit und auch Wirksamkeit werden in Zellkulturen, aber auch im Tierexperiment untersucht. Sind hier positive Ergebnisse zu verzeichnen, folgen drei Phasen der klinischen Prüfung mit einer unterschiedlichen Anzahl von Teilnehmern – Probanden und Patienten – und Zielsetzungen. Die Zulassung ist ein Prozess, bei dem Gesundheitsbehörden die Datenlagen prüfen. Die Markteinführung wird begleitet von einer Phase-4-Überwachung, ob das Medikament in großen Patientenzahlen und im klinischen Alltag sicher und wirksam ist. Auch langfristig werden zum Beispiel Nebenwirkungen erfasst.

Ein Umdenken in der Medikamentenforschung

Traditionell sind Placebo-Effekte der Feind der Medikamentenentwicklung. Denn nicht selten scheitern Zulassungsstudien von neuen Medikamenten an großen und unkontrollierten Placebo-Effekten, gegen die die neue Substanz nicht ankommt. Tatsächlich steckt jedoch im Placebo-Effekt ein großes Potenzial, insbesondere wenn man es in Kombination und Wechselwirkung mit aktiven pharmakologischen Substanzen sieht. Aus Sicht der Autoren sollten neue Studiendesigns entwickelt werden, in denen nach dem Wirksamkeitsnachweis neuer Substanzen (gegenüber Placebo oder einer zugelassenen Vergleichssubstanz) bestmögliche Synergien zwischen Placebo-Effekten und dem Medikament untersucht werden. Dazu sollte nicht nur ein „Wirksamkeitsnachweis“ erbracht, sondern untersucht werden, wie sich aus pharmakologischen Substanzen in Kombination mit dem Beipackzettel, Begleitinformationen und möglicherweise einer Kommunikationsstrategie eine optimale Wirkung für den Patienten herausholen lässt. Ein vielleicht trivial erscheinender Start zur Beantwortung dieser Fragen ist, Patienten überhaupt nach ihren

Erwartungen und Vorerfahrungen zu befragen und diese bei der Wahl von Behandlungsverfahren zu berücksichtigen. Denn nur so kann die Gesamtwirkung eines Medikaments realistisch bewertet werden. Es gibt also noch sehr viel zu tun.

Ein Beispiel für die Komplexität der Forschung

Dass man sich als Forscher aber nicht allein auf die Aussagen der Testpersonen oder Patienten in Studien verlassen sollte, zeigte 2011 eine Untersuchung an der Harvard Medical School in Boston an 50 Asthmapatienten zur Wirkung eines Asthmasprays im Vergleich zu einem Placebo-Spray. Diejenigen, die das Asthmaspray erhielten, berichteten von den gleichen subjektiven Verbesserungen bei der Atmung wie die Placebo-Gruppe. Als man jedoch das objektive Atemvolumen genau bestimmte, wurde klar, dass die Verum-Gruppe mit dem Asthmaspray deutlich stärker profitierte gegenüber der Placebo-Gruppe. Die persönliche Wahrnehmung spiegelt hier nicht die gemessenen physiologischen Werte. Diese Studie stieß zugleich auch eine Debatte zur Frage an, welches Maß ein sinnvoller Indikator für einen Therapieerfolg ist. Geht es darum, ein möglichst objektiv messbares, von Erwartungen eher unbeeinflusstes Maß zu wählen, ist das Atemvolumen der subjektiven Symptomwahrnehmung der Patienten überlegen. Stellt sich hingegen die Frage, welches Maß den Therapieerfolg aus Sicht des Patienten am besten reflektiert, ist vermutlich das subjektive Erleben einer verringerten Atemnot das wichtigere Kriterium.

Gerade bei Zulassungsstudien stellt sich die dringende Frage: Welche Aspekte müssen hier mit den Erkenntnissen über Placebo- und Nocebo-Effekte neu überdacht werden?

Natürlich besteht weiterhin viel Forschungsbedarf. So funktioniert Wissenschaft: Mit jeder beantworteten Frage entstehen mehrere neue.

Und auf all diese Fragen müssen wir Antworten finden, sodass Erwartungseffekte in der medizinischen Praxis noch viel stärker flächendeckend und effizient zum Wohle von Patienten und Patientinnen eingesetzt werden können. Wir nehmen Sie daher mit auf eine Entdeckungsreise zu den offenen Fragen und in die Zukunft unserer Forschung zu Placebo- und Nocebo-Effekten.

Intensive Forschung, um offene Fragen zu klären

Wir wissen, dass viele Medikamente bei Frauen anders angewendet werden müssen als bei Männern. Wir wissen, dass die Dosierung eines Medikaments vom Gewicht des Patienten abhängig sein kann, von Vorerkrankungen, und dass die Verstoffwechselung im Alter langsamer ist als in jungen Jahren. Aber was wissen wir über den Erwartungseffekt bei Frauen, Männern, Kindern und Älteren – oder gar bei jedem Einzelnen? Summieren sich Erwartungs- und Medikamenteneffekt zu einer Gesamtwirkung oder stehen diese in einer komplexeren interaktiven Beziehung? Welche Rolle kann Künstliche Intelligenz spielen? Können wir sie für Erwartungseffekte nutzen? Welchen Einfluss haben Online-Sprechstunden und digitale Interventionen oder ganz einfach Gesundheitsuhren, die dem Patienten direkt Messwerte für Blutdruck, Blutzucker, Puls und vieles mehr liefern. Wie beeinflussen diese permanent angezeigten persönlichen Gesundheitsinformationen die Erwartungshaltung beim nächsten Arztbesuch? Einigen dieser Fragen wollen wir nachgehen.

Wie individuell sind Erwartungseffekte?

Wer von Erwartungseffekten besonders profitiert, wissen wir nicht. Bislang ist kein Persönlichkeitskriterium oder genetisches Merkmal bekannt, das konsistent auf eine besondere Affinität und Bereitschaft für Placebo-Effekte hinweist. Was wir wissen: Der stärkste Faktor, ob jemand eine positive Erwartung entwickelt und körperlich davon profitiert, ist die Vorerfahrung. Wer wiederholt gut und zufriedenstellend auf ein Medikament oder eine Therapie reagiert hat, dessen Erwartung liegt beim nächsten Mal höher. Situative psychologische Faktoren wie Angst, Stress und eine negative Stimmungslage hingegen scheinen Erwartungseffekte zu modulieren. Persönlichkeitsfaktoren scheinen – wenn überhaupt – nur geringfügige Einflüsse zu haben. Wie weitere Faktoren, zum Beispiel die Genetik, die individuelle Hirnarchitektur oder bestimmte Erkrankungen, die Placebo- und Nocebo-Effekte beeinflussen, wird derzeit in großen, konzertierten Forschungsprojekten wie in unserem Sonderforschungsbereich „Treatment Expectation" (siehe S. 62) untersucht.

Kann Künstliche Intelligenz die Kommunikation in der Medizin unterstützen?

Eine spannende aktuelle wie zukünftige Entwicklung in der Medizin ist durch die Künstliche Intelligenz bestimmt. Kann Künstliche Intelligenz ebenso warmherzig oder sogar warmherziger sein als ein Mensch? Das ist nur eine beispielhafte Fragestellung.

Ein Forscherteam um John Ayers von der University of California San Diego kam in einem ersten interessanten Experiment zu der Erkenntnis: Künstliche Intelligenz (KI) kann Ärzte entlasten, in dem ein Computerprogramm einen Teil der Kommunikation mit Patienten übernimmt, zum Beispiel Fragen beantwortet. Dabei empfanden die Patientin die Antworten der KI zum Teil sogar besser und empathischer als die der Ärzte. Ein Befund, der nicht nur etwas über das Potenzial von KI aussagt, sondern auch über den großen Schulungsbedarf in der Kommunikation von Ärztinnen und Ärzten. Die Studie nutzte übrigens ChatGPT, das – zumindest derzeit – bekannteste Programm. Es war ab November 2022 für jedermann verfügbar und hatte innerhalb von zwei Monaten 100 Millionen Nutzer, Anfang 2024 waren es 200 Millionen, Anfang 2025 sollen es 400 Millionen Nutzer gewesen sein. Die firmeneigene Schätzung beläuft sich auf eine Milliarde bis Ende 2025.

In welchen Fällen, bei welchen Erkrankungen und Diagnosen und in welchem Ausmaß die Einbindung von KI möglich, sinnvoll oder gar wünschenswert ist, wird die Zukunft zeigen. Natürlich besteht die Befürchtung, dass die Kommunikation nicht substanziell in die Tiefe geht. Das Programm greift nur auf die Standards aus dem Internet zurück. Ein Experiment, umgesetzt und beschrieben in der Wochenzeitung DIE ZEIT (Mai 2023), ergab, dass ChatGPT bei einem geschilderten psychischen Problem zunächst mit einer guten Psychotherapie angefangen hatte, aber nach einiger Zeit nicht mehr weiterwusste und immer wieder neue Tipps gab, statt sinnvoll therapeutisch weiterzuarbeiten.

In der Schlussfolgerung muss man hier betonen, dass die KI für eine kurze Beratung und den Erstkontakt zum Patienten sinnvoll sein kann, insbesondere als Ergänzung oder bevor man überhaupt einen Arzttermin bekommt. Aber natürlich bestehen zurzeit noch Grenzen, da das Programm anhand seiner Algorithmen nur auf das Wissen des Internets zugreifen, aber noch keine menschliche Interaktion ersetzen kann.

Aber: Die Entwicklung schreitet rasant voran und was schon in wenigen Jahren möglich ist, scheint schwer vorhersagbar. Zum Beispiel könnte die KI in der Kommunikation mit diversen Gruppen mit unterschiedlichem Sprachniveau gute Dienste im Rahmen der medizinischen Kommunikation leisten und Informationen individuell und patientenorientiert anpassen.

Integration in die evidenzbasierte Medizin

Bereits seit der Antike wissen wir: Die Wirkung von Arzneien und Therapien wird durch weitere Faktoren, aber vor allem durch die Kommunikation unterstützt. Wir müssen nun lernen, wie wir das Wissen systematisch in der evidenzbasierten Medizin einsetzen und nutzen. Evidenzbasiert bedeutet „beweisgestützte Medizin", was eine medizinische Versorgung aufgrund wissenschaftlicher und verlässlicher Belege (Evidenz) meint.

Was wir brauchen, ist eine wissenschaftlich fundierte Medizin, die die Mechanismen nutzt, die wir aus der Placebo-Forschung kennen. Aber wie? Letztlich dreht es sich immer darum, die individuelle Erwartung hilfreich zu beeinflussen, Vertrauen in die Behandlung zu schaffen. Durch eine gute, verständliche und patientenzentrierte Aufklärung, wenn Information bereitgestellt werden, eine empathische Zuwendung spürbar ist, positive Formulierungen den Patienten erreichen und zudem ein professioneller therapeutischer Rahmen besteht, können Behandler die positive Erwartungsbildung und damit auch den Behandlungserfolg positiv beeinflussen.

Das ist in jedem therapeutischen Setting sinnvoll – egal ob beim Arzt oder der Ärztin, dem Physio- und Psychotherapeuten und bei Pflegekräften. Nehmen wir nur mal das Beispiel einer Physiotherapie, wo ein Patient vielleicht sechsmal über 30 Minuten wegen seiner Rückenschmerzen behandelt wird. Das therapeutische Setting ist deutlich personalisiert. Patienten sind nicht nur wenige Minuten in einem Raum mit dem Arzt, sondern über viele Termine über einen längeren Zeitraum in einer körpernahen Beziehung mit dem Physiotherapeuten. Auch Persönliches wird dabei im Gespräch thematisiert. Hier bietet sich eine große Chance, Kommunikation für ein optimiertes, individuelles Erwartungsmanagement zu nutzen.

Jede Intervention, die ein Patient nicht genau versteht, die für ihn neu und zunächst vielleicht unangenehm bis schmerzhaft scheint, kann Ängste auslösen. Ein unachtsam geäußerter Satz wie „Oha, das sieht ja gar nicht gut aus!" oder die mit Fachausdrücken gespickte Besprechung von Befunden und Behandlungsschritten wirken eher einschüchternd und erzeugen kaum eine positive Behandlungserwartung.

Daher ist es wichtig, dass die Patienten mit ihren oftmals negativen Vorerfahrungen und Erwartungen in ein therapeutisches Umfeld gelangen, in dem sie sich sicher und gut aufgehoben fühlen und dass sie dabei unterstützt werden, Vertrauen in die Therapie zu gewinnen.

Es ist entscheidend, welche Informationen Patienten von ihren Therapeuten über ihre Erkrankung und die Behandlung erhalten und dass Vorerfahrungen und Vorinformationen, insbesondere, wenn sie negativ sind, berücksichtigt werden.

Wir freuen uns sehr über das große Interesse aller in Gesundheitsberufen Tätigen an diesem Thema. Wir sollten alle gemeinsam die sich bietenden Möglichkeiten nutzen, Behandlungen zu optimieren. Manches Mal wird man in der allgegenwärtigen Zeitnot kämpfen müssen, sich die Zeit für ein ausführliches Arzt-Patienten-Gespräch zu nehmen. Aber der Einsatz – und auch jede Gelegenheit zur Fortbildung – ist gut investiert.

Nutzen Sie persönlich auch als Patient die Kraft Ihrer Erwartungen! Sprechen Sie über Ihre konkreten Erwartungen und fordern Sie die nötige Zeit für ein Arztgespräch ein! Scheuen Sie sich nicht, Ihre Ängste und Sorgen zur Sprache zu bringen! Eine gute Kommunikation und ein vertrauensvolles Verhältnis zwischen Therapeut und Patient sind die Basis für die so wichtigen unterstützenden Erwartungseffekte.

Sie wissen nun: Allein der Glaube an die Wirkung der Medizin kann Krankheitsverläufe günstig beeinflussen, unerwünschte Nebenwirkungen abschwächen und die Genesung unterstützen.

Ihre Meinung ist uns wichtig

Uns ist es wichtig, mit Ihnen als Leser und Leserin, als Patient und Patientin in einen Dialog zu treten. Deshalb haben wir zum Beispiel auch einen Patientenbeirat im Rahmen des Sonderforschungsbereichs „Treatment Expectation“ gegründet, um die Sichtweisen und Erfahrungen von Betroffenen in unsere Forschung einfließen zu lassen.

Uns ist bewusst, dass eine „erwartungssensible Kommunikation" immer ein schmaler Grat ist – in der Praxis, aber auch in diesem Buch, wenn wir über die Evidenz von Studienergebnissen berichten und daraus Handlungsempfehlungen ableiten. Möglicherweise war nicht jeder unserer Hinweise passend auf Ihre individuelle Situation. Auch hier nehmen wir Rückmeldungen dazu, wie wir die Kommunikation über dieses spannende Thema verbessern können, gerne an. Schreiben Sie uns Ihre Meinung! Uns liegen Ihre Perspektive und der Austausch sehr am Herzen.
E-Mail: meinegeschichte@erwartungseffekte.de

Danksagung

Wir danken allen Wissenschaftlern und Wissenschaftlerinnen, die uns mit ihren Studien, Publikationen und kritischen Diskussionen seit vielen Jahren begleiten und inspirieren. Unser ganz besonderer Dank gilt unseren Weggefährten Manfred Schedlowski und Winfried Rief, all den engagierten Kollegen aus dem Sonderforschungsbereich „Treatment Expectation“ (www.treatment-expectation.de) sowie den Patientinnen und Patienten, die unser Denken und Handeln geprägt haben.

Gemeinsam werden wir uns auch weiterhin dafür einsetzen, die Macht der Erwartung und die Kraft der Kommunikation wieder im medizinischen Alltag zu verankern – und so die moderne Medizin noch besser zu machen.

Fallgeschichten

Wir danken ganz besonders allen, die die Fallgeschichten aufgezeichnet und/oder zusammengefasst haben:

- Prof. Ulrike Bingel, Zentrum für Schmerzmedizin, Universitätsklinikum Essen
- Lara Caminada, Universität Marburg
- Liv Henrich, Universität Marburg
- Sophia Jakobs, Universität Marburg
- Prof. Winfried Rief, Klinische Psychologie und Psychotherapie, Universität Marburg
- Prof. Wiebke Sondermann, Oberärztin an der Klinik und Poliklinik für Dermatologie, Venerologie und Allergologie am Universitätsklinikum Essen

Anhang

Weiterführende Informationen

Sie sind neugierig geworden und möchten mehr über das spannende Thema der Behandlungserwartungen und Placebo-Effekte erfahren?

Auf der Webseite des Sonderforschungsbereichs „Treatment Expectation“ und auf YouTube haben wir für Sie aktuelle Forschungsergebnisse, Projekte und Ratschläge für Patienten zusammengestellt. https://treatment-expectation.de/

Haben Sie eigene Erfahrungen mit Placebo- und Nocebo-Effekten gemacht? Oder haben Sie Erlebnisse im Bereich „Kommunikation in der Medizin“ bei ihrer eigenen Krankheits- oder Genesungsgeschichte besonders geprägt? Dann teilen Sie uns diese doch mit – anonym oder nicht anonym. Wir freuen uns auf Ihre Geschichten! Schreiben Sie uns eine Mail an: meinegeschichte@erwartungseffekte.de

Auf unserem YouTube-Kanal (https://www.youtube.com/@SFB-TRR_289) informieren Experten und Expertinnen in interessanten „Kurz erklärt“-Videos über die Zusammenhänge zwischen Erwartungen und speziellen Erkrankungen, wie zum Beispiel Schuppenflechte, Depression, Reizdarmsyndrom und postoperative Schmerzen.

Zum Weiterlesen

Bingel, U., Schedlowski, M., Kessler, H. Placebo 2.0 – Die Macht der Erwartung. (2019). Rüffer & Rub, Zürich.

Bundesärztekammer. Placebo in der Medizin. (2011). Deutscher Ärzte-Verlag

Empfehlenswerte Gesundheitsseiten

Ärzte im Netz

Die Internet-Angebote von ärztlichen Verbänden vermitteln solides, leitlinienorientiertes Grundwissen zu Krankheiten, Therapien, Vorbeugung. Medizinische Fachgesellschaften bemühen sich um die Aufklärung von Patienten. Die Online-Auftritte finden Sie schnell, wenn Sie das Stichwort und die medizinische Fachgesellschaft eingeben. Beispiel: Schmerz + medizinische Fachgesellschaft, Diabetes + medizinische Fachgesellschaft.

Internisten: https://www.internisten-im-netz.de/
HNO-Ärzte: https://www.hno-aerzte-im-netz.de/
Frauenärzte: www.frauenaerzte-im-netz.de
Kinderärzte: www.kinderaerzte-im-netz.de

Ärztliches Zentrum für Qualität in der Medizin (ÄZQ)

Webseite des ÄZQ im Auftrag von Bundesärztekammer und Kassenärztlicher Bundesvereinigung. Besonderheit: Der Nutzer kann die Informationsmenge wählen, die verschiedenen Erkrankungen werden „kurz erklärt“ oder „ausführlich erklärt“.
https://www.patienten-information.de/

Apothekenumschau

Der Online-Ableger der in Apotheken ausliegenden Zeitschrift gehört zu den meistbesuchten Gesundheitsportalen im Netz. Das leicht verständliche Angebot des Verlags Wort & Bild wird von Fachjournalisten geschrieben, ist werbefinanziert und man findet auch sogenannte „Advertorials“, also redaktionell aufgemachte Anzeigen.
https://www.apotheken-umschau.de/

Arbeitsgemeinschaft der Wissenschaftlichen Medizinischen Fachgesellschaften e. V. (AWMF)
Medizinische Fachgesellschaften bemühen sich um die Aufklärung von Patientinnen und Patienten. In alphabetischer Reihenfolge sind hier alle deutschen medizinischen Fachgesellschaften mit dem jeweiligen Link zum Informationsangebot aufgelistet.
https://www.awmf.org/fachgesellschaften

Bundeszentrale für gesundheitliche Aufklärung (BZgA)
Auf der Webseite der BZgA finden Sie qualitativ sehr gute kostenlose Info-Materialien zu allgemeinen gesundheitlichen Themen, wie Sucht, Ernährung, Bewegung, Schlaf, Stress – in vielen Sprachen. Seit 1967 verfolgt die BZgA das Ziel, Gesundheitsrisiken vorzubeugen und gesundheitsfördernde Lebensweisen zu unterstützen. Die obere Bundesbehörde liegt im Geschäftsbereich des Bundesministeriums für Gesundheit (BMG).
https://www.bzga.de/

Deutsche Hirnstiftung
Die Deutsche Hirnstiftung berät Patienten und Patientinnen kostenfrei zu neurologischen Krankheiten, Behandlungsmöglichkeiten und Medikamenten. Sie wird u.a. von neurologischen Kliniken und Praxen als Mitglieder finanziert und ergänzt bundesweit deren medizinische Aufklärungsarbeit.
https://hirnstiftung.org/

Deutsches Krebsforschungszentrum
Alles, wirklich alles über Krebs für Erkrankte und Angehörige, von möglicher Prävention bis zu den neuesten Therapien, bietet die Patienten-Seite des Deutschen Krebsforschungszentrums.
https://www.krebsinformationsdienst.de/

gesund.bund.de

Seit Herbst 2020 ist das Bundesgesundheitsministerium Herausgeber eines eigenen Online-Portals mit qualitätsgesicherten Inhalten. Die umfangreiche Thematik reicht von Krankheitsbildern bis zur Arzt- und Krankenhaussuche.
https://gesund.bund.de/

Herzstiftung

Als größte gemeinnützige Patientenorganisation auf dem Gebiet der Herz-Kreislauf-Erkrankungen klärt die Deutsche Herzstiftung über angeborene, erworbene und akute Herzerkrankungen auf. Ein Info-Schwerpunkt auf der Webseite ist die Prävention.
https://herzstiftung.de/

Institut für Qualität und Wirtschaftlichkeit im Gesundheitswesen (IQWiG)

Das Web-Angebot des IQWiG, finanziert durch die gesetzlichen Krankenkassen, bietet fundierte detaillierte Informationen zu akuten und chronischen Krankheitsbildern. Zu vielen Themen erzählen Betroffene ihre eigene Krankheitsgeschichte.
https://www.gesundheitsinformation.de/

Nationale Kontakt- und Informationsstelle für Selbsthilfe (NAKOS)

Auf der Webseite der NAKOS sind die allermeisten Patientenorganisationen verzeichnet.
https://www.nakos.de/

Netdoktor

Das Gesundheitsportal wird von einem Verlag betrieben. Neben neutralen, gut verständlichen Inhalten, einschließlich einem „Symptom-Checker“, steht auch Werbung im Stil der redaktionellen Inhalte. Die Anzeigen-Hinweise sind sehr dezent.
https://www.netdoktor.de/

Stiftung Gesundheitswissen
Gegründet vom Verband der Privatkassen will die werbungsfreie Seite die Besucher nicht nur über Krankheitsbilder informieren, sondern sie zu kompetenten Patienten machen.
https://www.stiftung-gesundheitswissen.de/

WISSEN WAS WIRKT
Für alle, die an rein evidenzbasierten Infos und wissenschaftlicher Aufbereitung interessiert sind, liefert diese Seite von deutschsprachigen Cochrane-Bloggern fundierte Urteile über Therapieansätze zu verschiedensten Krankheiten. Cochrane ist ein globales, unabhängiges Netzwerk von Wissenschaftlern, Gesundheitsfachleuten, Patienten und Patientinnen, Angehörigen und anderen Personen mit gesundheitsbezogenen Interessen.
https://wissenwaswirkt.org/

Selbsthilfegruppen
Auf diesen Webseiten können Sie meist direkt in ihrem Postleitzahlbereich suchen.

Deutsche Schmerzgesellschaft
Informationen über Anlaufstellen für Patienten mit Schmerzen.
https://www.schmerzgesellschaft.de/topnavi/die-gesellschaft/arbeitskreise/patientenorganisation

DGKN e. V.
Deutsche Gesellschaft für Klinische Neurophysiologie und Funktionelle Bildgebung.
https://dgkn.de/neurophysiologie/patientenorganisationen

Gesundheitsinformation.de
Das Institut für Qualität und Wirtschaftlichkeit im Gesundheitswesen gibt Hilfestellung, wie man eine Selbsthilfegruppe findet.
https://www.gesundheitsinformation.de/wie-finde-ich-selbsthilfe gruppen-und-beratungsstellen.html

KOSKON NRW
Koordination für die Selbsthilfe-Unterstützung in Nordrhein-Westfalen in Mönchengladbach.
https://www.koskon.de/

NAKOS
Nationale Kontakt- und Informationsstelle zur Anregung und Unterstützung von Selbsthilfegruppen in Berlin.
https://www.nakos.de/

Orphanet
Europäisches Portal für seltene Krankheiten und Orphan Drugs: Selbsthilfeorganisationen, Studien, Fachleute.
http://www.orpha.net

Selbsthilfebüro Niedersachsen
https://www.selbsthilfe-buero.de

UVSD SchmerzLOS e. V.
Unabhängige Vereinigung aktiver Schmerzpatienten in Deutschland in Neumünster.
https://www.uvsd-schmerzlos.de/

Anregungen rund um den Praxisbesuch

- https://www.aps-ev.de/patienteninformation/
- https://www.gesundheitsinformation.de/frageliste/
- https://www.patienten-universitaet.de/node/121
- https://www.stiftung-gesundheitswissen.de/gesundes-leben/patient-arzt/gut-vorbereitet-so-gelingt-das-gespraech-mit-dem-arzt
- https://www.uvsd-schmerzlos.de/vereinszeitschrift-aktuell-1/
- https://washabich.de/arztbesuch

Glossar

Adhärenz/Therapietreue
Bezeichnet das Ausmaß, wie Therapieziele, die zwischen Therapeut und Patient vereinbart wurden, eingehalten werden. Adhärenz ist zentral für den Therapieerfolg und betont (im Unterschied zum verwandten Begriff „Compliance“) die Bedeutung der aktiven Mitarbeit und Motivation seitens des Patienten.

Analgetika
Schmerzmittel, schmerzlindernde Medikamente, die die Schmerzempfindung, abhängig von der Dosis und Substanz, unterdrücken.

Antidepressiva
Arzneimittel aus der Klasse der Psychopharmaka, die in erster Linie zur Behandlung von Depressionen verwendet werden. Je nach Substanzklasse werden sie auch bei anderen psychischen Erkrankungen oder chronischen Schmerzen eingesetzt.

Behandlungserwartung
Positive oder negative Erwartungen an Behandlungen (Medikamente, Therapien etc.). Diese werden u. a. durch Vorerfahrungen und Informationen, z. B. durch den Arzt, die Medien oder das Beobachten von anderen PatientInnen oder das therapeutische Umfeld, geprägt. Die Behandlungserwartung kann das Ergebnis einer Therapie zum Positiven wie zum Negativen beeinflussen (siehe *Placebo-/Nocebo-Effekt*).

Belohnungssystem
System aus Nervenzellen im Gehirn, in dem mithilfe des Botenstoffs Dopamin positive Gefühle entstehen. Es bilden sich Verhaltensmuster, die einen Bezug zu Belohnung haben.

Bildgebende Verfahren
Untersuchungsmethoden, die schichtweise Bilddaten von Organen oder Gewebestrukturen liefern. In der medizinischen Diagnostik kommen vor allem die Computertomografie (CT), die Magnetresonanztomografie (MRT) oder die Positronen-Emissions-Tomografie (PET) zum Einsatz. In der neurowissenschaftlichen Forschung erlaubt die sogenannte *funktionelle Magnetresonanztomografie* (fMRT) auch die Aktivität von Hirnarealen in bestimmten Situationen sichtbar zu machen.

Dopamin
Botenstoff (*Nervenbotenstoff, Neurotransmitter*) des zentralen Nervensystems, der z. B. Motivation und Antrieb steuert. Dopamin wirkt im *Belohnungssystem* des Gehirns und beeinflusst dort vermutlich u. a. auch die Schmerzwahrnehmung.

Doppelblind-Studie
Untersuchung, in der weder die Studienteilnehmenden noch die Versuchsleiter wissen, wer eine zu testende Substanz (z. B. ein neues Medikament) und wer das Placebo (also eine wirkstofffreie Tablette) bekommt. Die Zuordnung in die Behandlungsarme (mit Wirkstoff/mit Placebo) erfolgt nach dem Zufallsprinzip (randomisiert). Mit einer Doppelblind-Studie soll gegen Placebo-Effekte kontrolliert werden. Es ist wichtig zu vermeiden, dass die Versuchsteilnehmer bewusst oder versehentlich beeinflusst werden, indem z. B. die Versuchsleiter negative oder positive Erwartungen an die Teilnehmer weitergeben.

Emotionssystem
Bezeichnet alle körperlichen und neurobiologischen Regulationsmechanismen, die bei Gefühls- und Gemütsbewegungen, wie z. B. Trauer, Angst und Wut, involviert sind. Auch wie wir mit Stress umgehen, wird beeinflusst. Das vegetative Nervensystem ist ebenso beteiligt wie Hormone und Botenstoffe.

Entblindung
Wenn entweder Versuchsleiter oder Teilnehmer z. B. während einer Doppelblind-Studie herausfinden, welche Substanz verabreicht wurde. Dies kann z. B. durch das Auftreten von starken Nebenwirkungen geschehen, wodurch der Teilnehmer dann korrekt einschätzen kann, dass er das echte Medikament bekommen hat. Der Versuchsleiter kann sich in Ausnahmefällen auch beabsichtigt entblinden lassen, wenn z. B. unerwünschte Nebenwirkungen auftreten und unter Umständen eine Fortsetzung der Studie für einen Probanden nicht sinnvoll ist. Gewöhnlich ist in Studien vorgesehen, dass eine Entblindung (Erklärung, wer in welcher Gruppe war) erst am Ende oder nach Auswertung der Studie stattfindet.

Evidenzbasiert
Dem Behandlungsansatz liegt ein aufgrund wissenschaftlicher Belege nachgewiesener Zusammenhang oder eine nachgewiesene Wirksamkeit zugrunde, unter Berücksichtigung der derzeit besten verfügbaren Methoden und Informationen.

Fehlattribution
Der Begriff „(Kausal)Attribution“ beschreibt die Zuordnung von Ursachen für ein Ereignis oder auch für eine Erkrankung oder Symptoms. Bei diesen Ursachenzuschreibungen liegen wir manchmal falsch, es kommt zu einer „Fehlattribution“. Das kann z. B. passieren, wenn wir eine neue Behandlung beginnen, ein anderes Medikament oder eine Impfung erhalten. Nach der Medikamentengabe neigen wir dazu, stärker in uns hineinhorchen, ob wir Veränderungen oder Nebenwirkungen wahrnehmen. Dann kann Folgendes passieren: Durch die vermehrte Aufmerksamkeit auf unseren Körper nehmen wir möglicherweise Prozesse oder Symptome wahr, die wir sonst gar nicht bemerkt hätten, vielleicht ein Kribbeln, ein sich anbahnender Kopfschmerz, ein flaues Gefühl im Magen. Auch wenn diese Symptome nicht ursächlich mit der Behandlung zusammenhängen, führen wir diese bei der

Fehlattribution durchaus nachvollziehbar, aber eben fälschlicherweise auf die Behandlung zurück.

Funktionelle Magnetresonanztomografie
fMRT, auch „Kernspin" genannt, unterscheidet aktive Bereiche des menschlichen Gehirns von weniger stark aktivierten Bereichen. Hierbei wird der gesteigerte Blutfluss zu Hirnregionen als Indikator für Gehirnaktivität, also eine stärkere „Nutzung" dieser Region, herangezogen. Dadurch lässt sich beobachten, welche Hirnareale auf bestimmte Reize (z. B. Schmerzreize) mehr reagieren als andere. Diese Form der Bildgebung kann auch verdeutlichen, welche Gehirnareale am Placebo-Effekt beteiligt sind.

Generika
Arzneimittel, die den gleichen Wirkstoff eines bereits früher zugelassenen und ehemals patentrechtlich geschützten Originalpräparat enthalten, aber jetzt deutlich günstiger verkauft werden, nachdem der Patentschutz ausgelaufen ist. Dies ist meist nach 20 Jahren der Fall.

Goldstandard-Therapie
Bezeichnung für Behandlungen, die auf ihrem jeweiligen Gebiet als optimal und den Leitlinien entsprechend gelten und die das beste Nutzen-Risiko-Verhältnis haben.

Hyperalgesie
Bezeichnet eine gesteigerte Schmerzempfindlichkeit. Dabei sind die Schmerzrezeptoren im Nervensystem überempfindlich, etwa durch körpereigene Stoffe, die z.B. bei einer Entzündung vom Gewebe freigesetzt werden.

Intervention
Jede aktive Form einer Behandlung oder andere Maßnahme, um eine Erkrankung zu beheben, ihr vorzubeugen und Beschwerden zu lindern.

Klassische Konditionierung
Lernvorgang, der auf der Koppelung eines Reizes mit einer Reaktion beruht. Berühmtes Beispiel ist der „Pawlowsche Hund“: Zusammen mit einem Glockenton wurde ihm wiederholt Futter präsentiert, auf das der Hund mit starkem Speichelfluss reagierte. Später tat er das auch, wenn nur noch der Klang ertönte. Funktioniert beim Menschen im Prinzip genauso, z.B. wird das Einnehmen einer Schmerztablette mit einer Schmerzreduktion verknüpft. Später kann allein die Einnahme einer identisch aussehenden Tablette auch ohne Wirkstoff zu einer Schmerzreduktion führen. Dieser Spezialfall wird auch „pharmakologische Konditionierung“ genannt.

Nebenwirkungen
Alle nicht erwünschten Effekte eines Arzneimittels oder einer Therapie. Für Medikamente müssen alle bekannten Nebenwirkungen im Beipackzettel aufgelistet sein, auch wenn sie bisher nur in sehr seltenen Fällen aufgetreten sind. Bei einer medizinischen Behandlung muss der Arzt darauf hinweisen, es sei denn, der Patient entbindet ihn von dieser Informationspflicht. Ob und wie stark unerwünschte Effekte bei einer Therapie auftreten, hängt nicht zuletzt von der Erwartungshaltung der Patienten ab (siehe *Nocebo*).

Klinische Studien
Hierunter versteht man die systematische Prüfung eines Behandlungsverfahrens (z.B. eines Medikaments) unter definierten Rahmenbedingungen. Sie folgt bei neuen Wirkstoffen auf die erfolgreichen Labor- und Unbedenklichkeitsstudien. Neben der Wirksamkeit und der Dosisfindung stehen nun auch die wahrscheinlichen und möglichen Nebenwirkungen im Zentrum. Meistens sind dies *Doppelblind-Studien*. Wenn bereits eine wirksame Therapie vorliegt, kann es auch sein, dass im Rahmen einer klinischen Studie gegen diese getestet wird.

Leitliniengerecht
Leitlinien geben den Ärzten systematisch entwickelte Empfehlungen, wie eine Erkrankung diagnostiziert und behandelt werden soll. Leitlinien sind evidenzbasiert.

Multimodale Behandlung
Hier werden unterschiedliche Behandlungsansätze aus mehreren medizinischen Fachrichtungen kombiniert – auch aus der Psychologie und Physiotherapie, Verhaltens- und Ernährungstherapie, aus dem Bereich Rehabilitation und soziale Unterstützung.

Nervenbotenstoff (Neurotransmitter)
Biochemische Substanzen, die im Nervensystem Informationen transportieren, sie an andere Zellen weitergeben und so zahlreiche Funktionen beeinflussen.

Nocebo/Nocebo-Effekt
Übersetzt heißt der Begriff „Ich werde schaden". Der Nocebo-Effekt ist das „Gegenteil" des Placebo-Effekts. Im ursprünglichen Sinn bezeichnet der Begriff die Verschlechterung des Befindens nach der Gabe eines Scheinmedikaments. Im weiteren Sinn umfasst der Begriff die Effekte von negativen Erwartungen an ein Medikament oder eine Behandlung, etwa die Erwartung von Nebenwirkungen oder der Zweifel an der Wirksamkeit einer Behandlung. Nocebo-Effekte können das Auftreten von Nebenwirkungen wahrscheinlicher machen und die Effektivität einer Behandlung schmälern.

Open-Label-Placebo (OLP)
Im Gegensatz zu klinischen Studien, in denen die Patientinnen und Patienten nicht wissen, ob sie das Placebo oder das echte Medikament bekommen, werden Patienten bei der Behandlung mit sogenannten OPLs über das Wesen der Placebobehandlung informiert, und sie wissen auch, dass sie mit Placebos behandelt werden.

Opioide
Sammelbegriff für natürliche Substanzen, die im Schlafmohn vorkommen, oder künstlich hergestellte Substanzen, die vor allem bekannt sind für ihre schmerzreduzierenden Eigenschaften. Opioide wirken auf Opioidrezeptoren und hemmen so gezielt die Schmerzübertragung, vor allem in Gehirn und Rückenmark. Am bekanntesten ist Morphin (früher: Morphium).

Pilotstudie
Das ist oft der erste kleinere, kostengünstigere Schritt zu einer größeren Studie, um Einflussfaktoren und Probleme zu erkennen und um die weitere Planung zu erleichtern. In Pilotstudien oder Voruntersuchungen werden häufig neue Thesen erstmals überprüft.

Placebo/Placebo-Effekt
Übersetzt heißt der Begriff „Ich werde gefallen". Placebo bezeichnet eine Arznei ohne Wirkstoff oder eine Scheintherapie, die sich aber „echt" anfühlt. Placebos werden in erster Linie in klinischen Studien zur Überprüfung der Wirksamkeit neuer Medikamente eingesetzt. Der Placebo-Effekt ist eine positive körperliche oder psychische Veränderung nach der Einnahme von Medikamenten ohne jeglichen Wirkstoff (Placebos) oder nach einer Scheinbehandlung, z. B. Akupunkturnadeln, die nur zum Schein in die Haut eindringen, oder einer Infusion mit einer einfachen Kochsalzlösung ohne spezifischen Wirkstoff. Aber auch bei konventionell verordneten, etwa pharmakologisch wirksamen Therapien spielt der Placebo-Effekt eine Rolle.

Placebo by proxy
Wirkmechanismus, bei dem der Placebo-Effekt über eine andere Person wirkt. Wenn z. B. Eltern entspannt und optimistisch in Bezug auf die Behandlung ihres erkrankten Kindes reagieren, wirkt sich dies auf den Heilungsprozess des Kindes günstig aus.

Placeboanalgesie
Die Schmerzlinderung durch die Gabe eines Placebos oder durch eine positive Erwartung.

Präklinische Forschung
Grundlagenforschung im Labor an Zell- oder Tiermodellen. Wirkmechanismus, Zusammensetzung und Stabilität des Wirkstoffs werden zunächst im Labor getestet. Es folgen Versuche im Tiermodell, in denen geprüft wird, ob das Präparat wirksam ist und ob Nebenwirkungen auftreten.

Prospektiv
Vorausschauende Studien, die Daten über zukünftig auftretende Ereignisse sammeln. Dazu werden Probanden oder Patienten über einen längeren Zeitraum wiederholt befragt oder untersucht. Im Gegensatz dazu werten retrospektive Studien Daten rückblickend aus.

Randomisiert
Studienteilnehmer werden nach dem Zufallsprinzip unterschiedlichen Testgruppen zugeordnet, z. B., wer das echte Medikament und wer ein Präparat ohne Wirkstoff (Placebo) bekommt. So sollen personenbezogene Faktoren (wie Alter, Geschlecht, Bildung etc.) gleichmäßig verteilt und als zusätzliche Einflüsse auf das Studienergebnis ausgeschlossen werden. Die randomisierte Placebo-kontrollierte Doppelblind-Studie gilt als ein Königsweg für unverfälschte Ergebnisse klinischer Studien.

Rezeptoren
Oberflächenstrukturen auf Zellen, die, aktiviert durch bestimmte Substanzen (z. B. Nervenbotenstoffe), eine chemische oder physikalische Kettenreaktion in Gang setzen

Schmerzsystem
Alle Teile des Nervensystems, die bei der Entstehung von Schmerzen beteiligt sind. Dazu gehören Komponenten im peripheren Nervensystem (Rezeptoren und Fasern für die Wahrnehmung von Schmerz), Rückenmark, Hirnstamm und verschiedenen Hirnarealen (Thalamus, Hypothalamus, limbisches System und Neocortex). Dieses Zusammenspiel bewirkt eine Vielfalt unterschiedlicher und individueller Schmerzwahrnehmungen.

Stimulus
Ein Reiz, der eine Reaktion auslöst, wie bei einer Konditionierung.

Verum
Das Gegenteil eines Placebos. Ein „echtes" Medikament mit einem oder mehreren Wirkstoffen, die eine Wirkung auf den Organismus haben.

Viszeral
Die Eingeweide betreffend. Ein viszeraler Schmerz geht von den inneren Organen aus, z. B. Magen-Darm-Beschwerden oder Nieren- und Gallenkoliken.

Literaturverzeichnis

Asan, L., Benson, S., Bingel, U. (2021). [Primum nil nocere: The nocebo effect in clinical practice]. MMW Fortschr Med, 163(15), 56-61. doi:10.1007/s15006-021-0173-4

Asan, L., Bingel, U., Kunkel, A. (2022). [Neurobiological and neurochemical mechanisms of placebo analgesia]. *Schmerz, 36*(3), 205-212. doi:10.1007/s00482-022-00630-4

Asan, L., Kleine-Borgmann, J., Bozkurt, B., Frank, B., Köhrmann, M., Kleinschnitz, C., Bingel, U. (2024). Media coverage of COVID-19 vaccination-associated cerebral venous sinus thrombosis was followed by a surge in emergency presentations due to headache – observations from a university hospital in Germany. *Front Psychiatry, 15*, 1378472. doi:10.3389/fpsyt.2024.1378472

Aulenkamp, J., Steinmüller, K., Icenhour, A., Elsenbruch, S. (2022). [From gut feeling to visceral pain : Effects of negative expectations in the context of the gut-brain axis]. *Schmerz, 36*(3), 182-188. doi:10.1007/s00482-021-00614-w

Basedow, L. A., Fischer, A., Benson, S., Bingel, U., Brassen, S., Büchel, C., Engler, H., Mueller, EM., Schedlowski, M., Rief, W. (2023). The influence of psychological traits and prior experience on treatment expectations. *Compr Psychiatry, 127*, 152431. doi:10.1016/j.comppsych.2023.152431

Benedetti, F., Carlino, E., Pollo, A. (2011). Hidden administration of drugs. *Clin Pharmacol Ther, 90*(5), 651-661. doi:10.1038/clpt.2011.206

Benedetti, F., Durando, J., Vighetti, S. (2014). Nocebo and placebo modulation of hypobaric hypoxia headache involves the cyclooxygenase-prostaglandins pathway. *Pain, 155*(5), 921-928. doi:10.1016/j.pain.2014.01.016

Benson, S., Hagen, S., Hoffmann, O., Pasler, A., Bingel, U., Schedlowski, M., Peters, J., Elsenbruch, S., Frey, U. H. (2019). Can a brief psychological expectancy intervention improve postoperative pain? A randomized, controlled trial in patients with

breast cancer. *Pain, 160*(7), 1562-1571. doi:10.1097/j.pain.0000000000001546
Benson, S., Theysohn, N., Kleine-Borgmann, J., Rebernik, L., Icenhour, A., & Elsenbruch, S. (2022). Positive Treatment Expectations Shape Perceived Medication Efficacy in a Translational Placebo Paradigm for the Gut-Brain Axis. Front Psychiatry, 13, 824468. doi:10.3389/fpsyt.2022.824468
Bingel, U. (2014). Avoiding nocebo effects to optimize treatment outcome. *Jama, 312*(7), 693-694. doi:10.1001/jama.2014.8342
Bingel, U. (2020). Placebo 2.0: the impact of expectations on analgesic treatment outcome. *Pain, 161 Suppl 1,* S48-s56. doi:10.1097/j.pain.0000000000001981
Bingel, U., Wanigasekera, V., Wiech, K., Ni Mhuircheartaigh, R., Lee, M. C., Ploner, M., Tracey, I. (2011). The effect of treatment expectation on drug efficacy: imaging the analgesic benefit of the opioid remifentanil. *Sci Transl Med, 3*(70), 70ra14. doi:10.1126/scitranslmed.3001244
Colloca, L., Lopiano, L., Lanotte, M., Benedetti, F. (2004). Overt versus covert treatment for pain, anxiety, and Parkinson's disease. *Lancet Neurol, 3*(11), 679-684. doi:10.1016/s1474-4422(04)00908-1
Elsenbruch, S., Enck, P. (2015). Placebo effects and their determinants in gastrointestinal disorders. *Nat Rev Gastroenterol Hepatol, 12*(8), 472-485. doi:10.1038/nrgastro.2015.117
Elsenbruch, S., Icenhour, A., Enck, P. (2017). Viszeraler Schmerz – eine biopsychologische Perspektive. *e-Neuroforum, 23*(3), 141-148. doi:doi:10.1515/nf-2017-0029
Enck, P., Bingel, U., Schedlowski, M., Rief, W. (2013). The placebo response in medicine: minimize, maximize or personalize? *Nat Rev Drug Discov, 12*(3), 191-204. doi:10.1038/nrd3923
Hadamitzky, M., Sondermann, W., Benson, S., Schedlowski, M. (2018). Placebo Effects in the Immune System. *Int Rev Neurobiol, 138,* 39-59. doi:10.1016/bs.irn.2018.01.001
Hansen, E., Zech, N., Benson, S. (2020). Nocebo, Aufklärung und Arzt-Patienten-Kommunikation. *Der Nervenarzt, 91*(8), 691-699. doi:10.1007/s00115-020-00963-4

Hartmann, H., Potthoff, J., Asan, L., Bingel, U. (2023). The Nocebo Effect: The Placebo's "Evil Twin". *Front. Young Minds.*, 11:853490. doi:10.3389/frym.2023.853490

Hartmann, H., Bingel, U. (2022). Placebo and Nocebo Effects: The Importance of Treatment Expectations and Patient-Physician Interaction for Treatment Outcomes. *IASP Fact Sheet* Retrieved from https://www.iasp-pain.org/resources/fact-sheets/placebo-and-nocebo-effects-theimportance-of-treatment-expectations-and-patient-physician-interaction-for-treatment-outcomes/

Hölsken, S., Krefting, F., Schedlowski, M., Sondermann, W. (2021). Expectation-induced enhancement of pain, itch and quality of life in psoriasis patients: study protocol of a randomised controlled trial. *BMJ Open, 11*(9), e047099. doi:10.1136/bmjopen-2020-047099

Jockenhöfer, F., Knust, C., Benson, S., Schedlowski, M., Dissemond, J. (2020). Influence of placebo effects on quality of life and wound healing in patients with chronic venous leg ulcers. *J Dtsch Dermatol Ges, 18*(2), 103-109. doi:10.1111/ddg.13996

Kam-Hansen, S., Jakubowski, M., Kelley, J. M., Kirsch, I., Hoaglin, D. C., Kaptchuk, T. J., Burstein, R. (2014). Altered placebo and drug labeling changes the outcome of episodic migraine attacks. *Sci Transl Med, 6*(218), 218ra215. doi:10.1126/scitranslmed.3006175

Kirchhof, J., Petrakova, L., Brinkhoff, A., Benson, S., Schmidt, J., Unteroberdörster, M., Wilde, B., Kaptchuk, TJ., Witzke, O., Schedlowski, M. (2018). Learned immunosuppressive placebo responses in renal transplant patients. *Proc Natl Acad Sci U S A, 115*(16), 4223-4227. doi:10.1073/pnas.1720548115

Kleine-Borgmann, J., Schmidt, K., Hellmann, A., Bingel, U. (2019). Effects of open-label placebo on pain, functional disability, and spine mobility in patients with chronic back pain: a randomized controlled trial. *Pain, 160*(12), 2891-2897. doi:10.1097/j.pain.0000000000001683

Levenig, C. G., Hasenbring, M. I., Günnewig, L., Titze, C., Elsenbruch, S., Schulte, T. L. (2024). Treatment Expectations-You Get

What You Expect-and Depression Plays a Role. *J Pain, 25*(9), 104582. doi:10.1016/j.jpain.2024.104582
Levine, J. D., Gordon, N. C. (1984). Influence of the method of drug administration on analgesic response. *Nature, 312*(5996), 755-756. doi:10.1038/312755a0
Nestoriuc, Y., Orav, E. J., Liang, M. H., Horne, R., Barsky, A. J. (2010). Prediction of nonspecific side effects in rheumatoid arthritis patients by beliefs about medicines. *Arthritis Care Res (Hoboken), 62*(6), 791-799. doi:10.1002/acr.20160
Nestoriuc, Y., von Blanckenburg, P., Schuricht, F., Barsky, A. J., Hadji, P., Albert, U. S., Rief, W. (2016). Is it best to expect the worst? Influence of patients' side-effect expectations on endocrine treatment outcome in a 2-year prospective clinical cohort study. *Ann Oncol, 27*(10), 1909-1915. doi:10.1093/annonc/mdw266
Öhlmann, H., Icenhour, A., Elsenbruch, S., Benson, S. (2024). "Powerful placebo": A teaching and learning concept addressing placebo and nocebo effects in competency-based communication training. *GMS J Med Educ, 41*(4), Doc38. doi:10.3205/zma001693
Petrie, K. J., Rief, W. (2019). Psychobiological Mechanisms of Placebo and Nocebo Effects: Pathways to Improve Treatments and Reduce Side Effects. *Annu Rev Psychol, 70*, 599-625. doi:10.1146/annurev-psych-010418-102907
Rief, W. (2020). [The role of placebo and nocebo mechanisms in depressive diseases and their treatment]. *Nervenarzt, 91*(8), 675-683. doi:10.1007/s00115-020-00940-x
Rief, W., Shedden-Mora, M. C., Laferton, J. A., Auer, C., Petrie, K. J., Salzmann, S., Schedlowski, M., Moosdorf, R. (2017). Preoperative optimization of patient expectations improves long-term outcome in heart surgery patients: results of the randomized controlled PSY-HEART trial. *BMC Med, 15*(1), 4. doi:10.1186/s12916-016-0767-3
Rief, W., Sperl, M. F. J., Braun-Koch, K., Khosrowtaj, Z., Kirchner, L., Schäfer, L., Schwarting, R. K. W., Teige-Mocigemba, S.,

Panitz, C. (2022). Using expectation violation models to improve the outcome of psychological treatments. *Clin Psychol Rev, 98*, 102212. doi:10.1016/j.cpr.2022.102212
Schedlowski, M., Enck, P., Rief, W., , Bingel, U. (2015). Neuro-Bio-Behavioral Mechanisms of Placebo and Nocebo Responses: Implications for Clinical Trials and Clinical Practice. *Pharmacol Rev, 67*(3), 697-730. doi:10.1124/pr.114.009423
Schmidt, J., Reinold, J., Klinger, R., , Benson, S. (2022). [Systemic inflammation, "sickness behavior" and expectations : What role do expectations play in inflammation-associated symptoms?]. *Schmerz, 36*(3), 166-171. doi:10.1007/s00482-021-00602-0
Schmitz, J., Müller, M., Stork, J., Eichler, I., Zöllner, C., Flor, H., Klinger, R. (2019). Positive Treatment Expectancies Reduce Clinical Pain and Perceived Limitations in Movement Ability Despite Increased Experimental Pain: A Randomized Controlled Trial on Sham Opioid Infusion in Patients with Chronic Back Pain. *Psychother Psychosom, 88*(4), 203-214. doi:10.1159/000501385
Sondermann, W., Reinboldt-Jockenhöfer, F., Dissemond, J., Pfaar, O., Bingel, U., Schedlowski, M. (2021). Effects of Patients' Expectation in Dermatology: Evidence from Experimental and Clinical Placebo Studies and Implications for Dermatologic Practice and Research. *Dermatology, 237*(6), 857-871. doi:10.1159/000513445
Stuhlreyer, J., Klinger, R. (2022). [Treatment expectations for postoperative pain]. *Schmerz, 36*(3), 157-165. doi:10.1007/s00482-021-00575-0
Stuhlreyer, J., Roder, C., Krug, F., Zöllner, C., Flor, H., Klinger, R. (2022). A digital application and augmented physician rounds reduce postoperative pain and opioid consumption after primary total knee replacement (TKR): a randomized clinical trial. *BMC Med, 20*(1), 469. doi:10.1186/s12916-022-02638-0
van Laarhoven, A. I. M., van der Sman-Mauriks, I. M., Donders, A. R. T., Pronk, M. C., van de Kerkhof, P. C. M., Evers, A. W. M.

(2015). Placebo effects on itch: a meta-analysis of clinical trials of patients with dermatological conditions. *J Invest Dermatol, 135*(5), 1234-1243. doi:10.1038/jid.2014.522

van Lennep, J., Trossèl, F., Perez, R., Otten, R. H. J., van Middendorp, H., Evers, A. W. M., Szadek, K. M. (2021). Placebo effects in low back pain: A systematic review and meta-analysis of the literature. *Eur J Pain, 25*(9), 1876-1897. doi:10.1002/ejp.1811

von Wernsdorff, M., Loef, M., Tuschen-Caffier, B., Schmidt, S. (2021). Effects of open-label placebos in clinical trials: a systematic review and meta-analysis. *Sci Rep, 11*(1), 3855. doi:10.1038/s41598-021-83148-6

Wilhelm, M., Hermann, C., Rief, W., Schedlowski, M., Bingel, U., Winkler, A. (2024). Working with patients' treatment expectations– what we can learn from homeopathy. *Front Psychol, 15,* 1398865. doi:10.3389/fpsyg.2024.1398865

Wilhelm, M., Winkler, A., Rief, W., Doering, B. K. (2016). Effect of placebo groups on blood pressure in hypertension: a meta-analysis of beta-blocker trials. *J Am Soc Hypertens, 10*(12), 917-929. doi:10.1016/j.jash.2016.10.009

Zunhammer, M., Bingel, U., Wager, T. D. (2018). Placebo Effects on the Neurologic Pain Signature: A Meta-analysis of Individual Participant Functional Magnetic Resonance Imaging Data. *JAMA Neurol, 75*(11), 1321-1330. doi:10.1001/jamaneurol.2018.2017

Zunhammer, M., Ploner, M., Engelbrecht, C., Bock, J., Kessner, S. S., Bingel, U. (2017). The effects of treatment failure generalize across different routes of drug administration. *Sci Transl Med, 9*(393). doi:10.1126/scitranslmed.aal2999

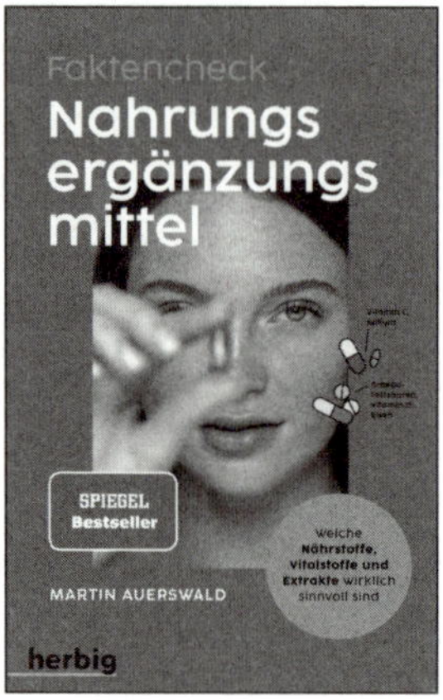

Biochemiker Martin Auerswald weiß: Der Griff zu den vermeintlichen Wunderkapseln ist schnell gemacht und nach dem Motto „Hilft's nicht, schadet's nicht" erhoffen sich viele Menschen, sich selbst mit Nahrungsergänzungsmitteln etwas Gutes zu tun. Aber ist es wirklich so einfach? Oder steckt hinter den oftmals teuren Präparaten nur ein irreführendes Versprechen? Kompetent, kritisch und praxisnah beleuchtet dieser SPIEGEL Bestseller unseren Umgang mit Nahrungsergänzungsmitteln, zeigt, wo sie hilfreich sein können und gibt viele spannende Anregungen, wie wir Mangelerscheinungen verhindern können.

Martin Auerswald
FACKTENCHECK NAHRUNGSERGÄNZUNGSMITTEL
160 Seiten · ISBN 978-3-96859-046-2

herbig

kosmos.de/herbig

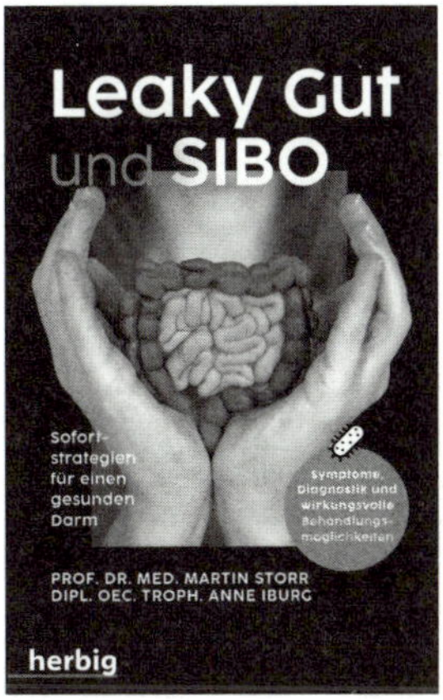

Beim Leaky-gut-Syndrom ist die Barrierefunktion der Darmschleimhaut gestört und Allergien, hormonelle Probleme und viele weitere Erkrankungen können folgen. Unter einer Dünndarmfehlbesiedlung (SIBO) versteht man die bakterielle Falschbesiedlung des Dünndarms – ebenfalls Ursache unterschiedlicher Beschwerden. Prof. Dr. Martin Storr klärt in diesem Buch umfangreich über beide Krankheitsbilder, Diagnostik und Therapie auf und verhilft mit seinen Tipps aus der Praxis und vielen gesunden Rezepten zu einer besseren Darmgesundheit und mehr Vitalität.

Prof. Dr. med. Martin Storr und Dipl. Oec. Troph. Anne Iburg
LEAKY GUT UND SIBO
240 Seiten · ISBN 978-3-96859-087-5

herbig

kosmos.de/herbig